JN293700

狂犬病再侵入

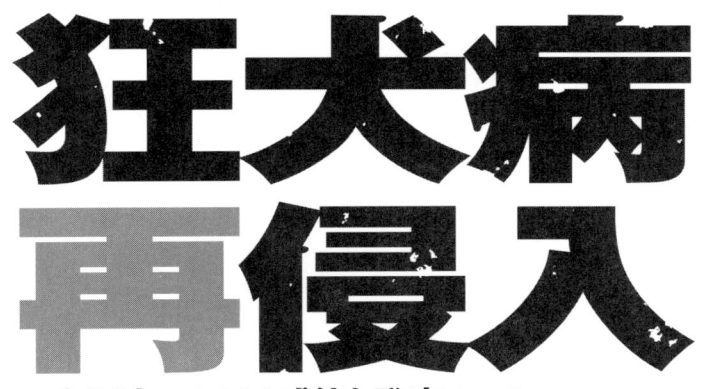

日本国内における感染と発症のシミュレーション

Rabies reemergence in Japan: Concerned scenarios

神山恒夫

地人書館

はじめに

　私の手元に、アメリカ合衆国疾病管理・予防センター（CDC: Centers for Disease Control and Prevention）で入手した1本のビデオテープがある。南アフリカ共和国で撮影された、ある感染症の記録である。さまざまな動物が、そして人間も、興奮や麻痺などの強い神経症状を呈して、最後には昏睡に陥って死亡する瞬間までが克明に録画されていることもあり、その公開は制限されている。最初にこれを見た時、私は息を呑み、体が凍り付いたのを覚えている。
　この病気に感染した動物は唾液中に大量の原因ウイルスを排出する。人間は、感染動物に咬まれたときに唾液中のウイルスが侵入して発病する。現在の医学では、いったん症状があらわれた患者の命を救うことはできない。つまり、発症後の死亡率は100％である。
　WHO（世界保健機関）の集計では、毎年世界中で4万5,000〜6万人がこの病気で死亡している。約10分間に1人の割合である。そのほとんどはアジア、アフリカ、中南米などの保健衛生体制に遅れの見られる地域での発生であるが、ヨーロッパの一部や北アメリカなどにおいても、未だにこの死の感染症の恐怖は残っている。
　この悲惨な感染症、すなわち狂犬病は、現在、日本には存在しない。
　しかし狂犬病は、かつては日本でも、増減を繰り返しながらもイヌの間に蔓延し、発症したイヌに咬まれて多数の人命が失われていた。1940年代後半、第二次世界大戦後の日本は衛生状態が低下して、狂犬病は明らかに増加の兆しを見せた。この時いち早く国や地方自治体の保健当局が中心となり、市民の積極的な協力もあり、まさしく国をあげての狂犬病撲滅運動が展開された。その結果、広がりかけていた狂犬病の発生は急激に終息に向かい、ヒトは1956年、動物は1957年に摘発されたネコ1頭を最後に、今日までの半世紀以上、国内での感染は皆無である。日本はこの致死的な感染症の恐怖から解放され、人間とイヌとが良き伴侶として良好な関係を築くことができたのである。
　しかし、動物やヒトが狂犬病に感染して死亡するという恐怖と悲劇から、このように長期間にわたって開放されている国は、世界的には極めて限られている。

この狂犬病「清浄」状態は、日本の公衆衛生対策の大きな成果の一つであり、半世紀前の公衆衛生関係者やイヌの飼い主の地道な努力に対して、満腔の敬意を払わざるを得ない。
　では、このようにして獲得した狂犬病清浄状態を、日本は今後も継続してゆけるのであろうか？
　答えは、？？？　である。
　今、これに対して確信を持って「Yes」と答えることは、誰にもできない。狂犬病をめぐる現在のわが国の状況が将来も継続するであろうことを保証するものは、残念ながら一つもないのである。むしろ、これまでは幸運に助けられつつ清浄状態を維持してきた面もある、と正直に吐露すべきかもしれない。こう感じているのは、おそらく私だけではないだろう。狂犬病のように動物からヒトに感染する病気に関心を持っている多くの公衆衛生関係者や獣医学関係者は、この「過去の感染症」が、何時わが国で再発生してもおかしくないと心配している。
　こうした心配が杞憂ではないことを強く示唆する悲劇が、2006年11月と12月に相次いで発生した。本書の執筆が、当初の想定より半年以上遅れている時であった。渡航先のフィリピンでイヌに咬まれ、帰国後に狂犬病を発症した2名の男性が死亡したのであった。この二つの例は海外で感染して帰国後に発病した「輸入狂犬病」であったため、国内に感染源がある真の国内発生とは異なる。したがって、日本の狂犬病清浄状態が破綻したことにはならない。しかしこの事件は、一部にあった「狂犬病は過去の感染症になった」という錯覚を見事に打ち砕くこととなり、改めて不断の対策の重要性を思い知らされることとなった。
　この本で私は、これまで動物からヒトにうつる病気に関して多くの情報を提供してきた専門家の一人として、まず狂犬病とはどんな病気であるのかの総論的解説と、国内外の現代事情について簡潔に述べる。次に、狂犬病再侵入という、やがて訪れるかもしれない嵐について、科学的な事実に基づいたシミュレーションを提示してみようと思う。それは、ショッキングな架空の話をして恐怖をあおったり耳目を引きたいからではない。この病気を必要以上に恐れて理性を失ったり、逆に見くびって大きな被害にまで拡大させることのないよう、正しい基礎知識と対処が必要なことを訴えたいからである。
　あのビデオテープに記録されているような悲惨な瞬間を迎えるヒトや動物が、再び国内で発生することがあってはならないのである。

狂犬病再侵入
日本国内における感染と発症のシミュレーション

CONTENTS

はじめに ………… 3

第1章　狂犬病と人獣共通感染症

1.1　ヒトの感染症の60％以上は動物由来 ………… 9
1.2　日本の人獣共通感染症 ………… 12
1.3　狂犬病の歴史 ………… 15
1.4　狂犬病ウイルスとリッサウイルス ………… 16

第2章　動物の狂犬病

2.1　イヌとネコの狂犬病 ── 都市型野生動物と都市型狂犬病 ………… 19
2.2　エキゾチックペット（フェレットや齧歯目動物など）や家畜（ウシなど）の狂犬病
　　　………… 23
2.3　森林型狂犬病 ── 野生の地上哺乳類（キツネ、アライグマなど）………… 25
2.4　コウモリの狂犬病 ………… 27

第3章　ヒトの狂犬病

3.1　狂犬病ウイルスの侵入と中枢神経への移動 ── 潜伏期 ………… 30
3.2　初期（前駆期）の症状 ………… 33
3.3　脳への到達と増殖 ── 興奮・狂騒期（急性神経症状期）と麻痺期（昏睡期）………… 33
3.4　実験室診断 ………… 35
3.5　100％の致死率 ………… 39

第4章　狂犬病ワクチンの開発

4.1　ピエール・ゴルチエ、ルイ・パスツール、梅野信吉 ………… 41
4.2　狂犬病ワクチンの特徴 ── 暴露前接種と暴露後接種 ………… 44

第5章　日本の狂犬病

5.1　狂犬病の日本への侵入 ………… 48
5.2　明治・大正・昭和期の流行と対策 ………… 50
5.3　再流行、そして撲滅 ………… 53

第6章 海外の狂犬病事情

- 6.1 発生数と流行地域 ……… 56
- 6.2 韓国と朝鮮半島 ……… 57
- 6.3 ロシア極東地域 ……… 60
- 6.4 中国 ……… 62
- 6.5 台湾 ……… 63
- 6.6 フィリピン ……… 63
- 6.7 タイ ……… 64
- 6.8 インド ……… 64
- 6.9 オーストラリア ……… 66
- 6.10 その他のアジア・太平洋地域 ……… 68
- 6.11 ヨーロッパにおける狂犬病の歴史と現状 ……… 68
- 6.12 フランスの経験 ……… 70
- 6.13 イギリスの経験 ― PETS（ペット・トラベル・スキーム）とリッサウイルス感染 ……… 72
- 6.14 南北アメリカにおける狂犬病の特徴とその対策 ……… 75

第7章 懸念される日本への再侵入とそのシミュレーション

- 7.1 再侵入が懸念される理由と、シミュレーションの必要性 ……… 78
- 7.2 ヒト狂犬病の輸入感染のシミュレーション ……… 81
  - **Simulation 1** 海外旅行から帰国後の発病のシミュレーション（暴露後ワクチン接種受けず）……… 81
    - 実例：2006年、日本が経験した輸入狂犬病2例 ……… 83
  - **Simulation 2** 海外赴任から帰国後の発病のシミュレーション（暴露後ワクチン接種の遅れ）……… 86
    - 実例：スリランカにおける暴露後接種の失敗の例 ……… 89
  - **Simulation 3** 海外出張から帰国後の発病のシミュレーション（感染動物と接触した記憶なし）……… 90
    - 実例：アメリカ合衆国における食虫コウモリが原因となった狂犬病の例 ……… 93
  - **Simulation 4** 在留外国人の発病のシミュレーション ……… 94
    - 実例：台湾における輸入狂犬病発病の例 ……… 96
  - **Simulation 5** 海外での臓器移植後の発病のシミュレーション ……… 97
    - 実例：ドイツにおける移植が原因の狂犬病発生例 ……… 99
- 7.3 動物の輸入狂犬病シミュレーション ― 輸入感染と国内発生のグレーゾーン ……… 100
  - **Simulation 6** 動物検疫所内での発病のシミュレーション ……… 101

　　　　　実例：イギリスでの動物検疫所内発生報告 ………… 103
　　Simulation 7　不法輸入動物の発病のシミュレーション ………… 104
　　　　　実例：検疫所の判断ミスによる感染動物の侵入例 ………… 108
7.4　ヒト狂犬病と動物狂犬病の国内発生 ── 最も深刻な事態 ………… 109
　　Simulation 8　ヒト狂犬病の国内発生のシミュレーション（国内野生動物からの感染）………… 109
　　　　　実例：韓国とフランスの経験に学ぶ ………… 116
　　Simulation 9　動物狂犬病の国内発生のシミュレーション（港湾での不法上陸動物からの感染）………… 118
　　　　　実例：フランスにおける不法持ち込みのイヌが原因となった狂犬病汚染 ………… 125
　　Simulation 10　ヒトの原因不明の脳炎発生のシミュレーション（リッサウイルス感染）………… 127
　　　　　実例❶：デンマークとオランダにおけるコウモリのリッサウイルス保有状況 ………… 129
　　　　　実例❷：イギリスにおけるヨーロッパコウモリリッサウイルスによる狂犬病 ………… 131

第8章　狂犬病をリ・エマージさせない

8.1　エマージングディジーズとリ・エマージングディジーズ ………… 133
8.2　動物の輸入禁止、検疫、衛生証明書 ── 水際作戦の三本柱 ………… 136
8.3　万一の侵入に備えて ── 検査と治療の体制 ………… 141
8.4　イヌワクチン接種の現状 ………… 144
8.5　「70％のイヌにワクチン接種を！」の根拠はどこに？ ………… 149
8.6　イヌ狂犬病のリ・エマージと拡散はワクチン接種で防げるか？ ………… 152
8.7　求められる真の対策 ── 専門家への期待 ………… 155

おわりに ── 水際が破られた時、拡散の防止から再撲滅へ ………… 158
あとがき ………… 161

付録①　感染動物（と思われる動物）に咬まれた時 ………… 164
付録②　ヒトを咬んだ動物の管理 ………… 167
付録③　インターネットによる狂犬病情報の入手方法 ………… 169

引用文献 ………… 170
索引 ………… 177
著者紹介 ………… 181

第1章
狂犬病と人獣共通感染症

1.1 ヒトの感染症の60%以上は動物由来

　地球上には、ほとんど無数とも言える種類のウイルスや細菌などの微生物が存在する。微生物の中にはヒトや動物の体に付着したり侵入して増殖し、細胞を破壊したり毒素を分泌したりすることで、生体の神経系や免疫系や内分泌系などの機能に異常を導くものがある。これらは病原微生物と呼ばれ、ヒトにだけ感染するもの、ヒト以外の特定の動物種にだけ感染するもの、そしてヒトにも動物にも感染して病気の原因となるものなどがある。

　では、ヒトに感染する病原体の数はどのくらいあるのだろうか。これを調べるため、2001年、イギリスのリバプール大学獣医学部の研究チームが、世界の著名な医学関係の専門誌に発表された論文を丹念に検索している。その結果、これまでに1,400種類以上もの微生物がヒトに感染して、何らかの病気を引き起こしたとして報告されていることが明らかとなった。そして、実に興味深いことに、そのうちの八百数十種類、60%以上が、本来は動物が保有していた病原体が、何らかの偶然の機会をとらえてヒトにも感染したと考えられた。

　このような感染は「動物由来感染症」と呼ばれている。これとは逆に、ヒトから動物へ感染する病気も知られている。言わば、動物におけるヒト由来感染症で

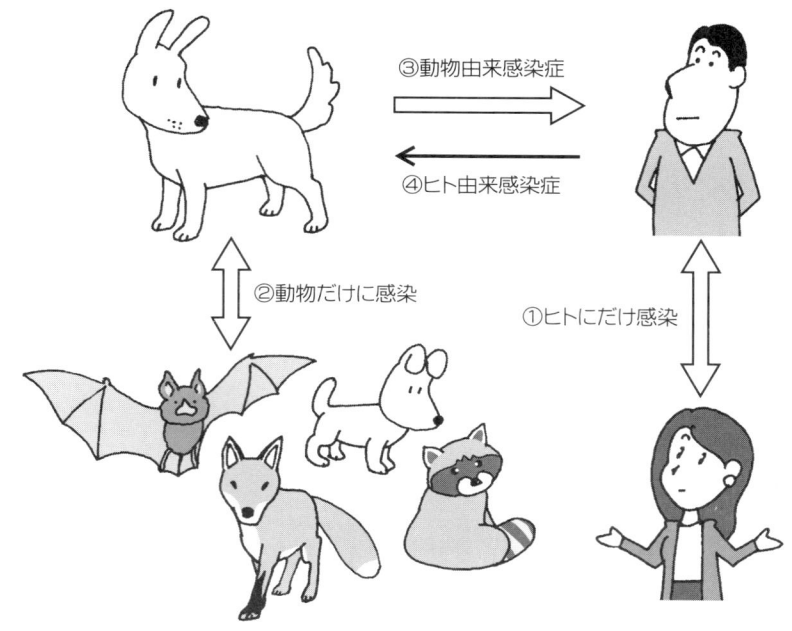

図1 人獣共通感染症とは何か
①ヒトにだけ感染
②動物（1種または多種間）だけの感染
③本来は動物の病気がヒトにも感染（動物由来感染症）
④本来はヒトの病気が動物にも感染（ヒト由来感染症）
ヒトに感染する病原体（①と③）として1,400種以上が報告され、そのうち60％以上が動物由来（③）とされる。③と④を合わせて「人獣共通感染症」と呼ぶ。

ある。これらの動物由来感染症やヒト由来感染症は、ヒトも動物もともに感染するという意味で、合わせて「人獣共通感染症」と呼ばれる。ヒトだけの感染症、動物だけの感染症、動物由来感染症、ヒト由来感染症、そして人獣共通感染症のイメージは、**図1**によって容易に理解していただけると思う。

　現在、日本や世界で問題となっている人獣共通感染症には、どのような病気があるのだろうか。**表1**には主な人獣共通感染症の発生・流行地域と感染源動物を示している。広く地球の各地に分布している動物が原因となる感染は世界的な広がりを見せているし、限られた地域の動物が原因となる感染は風土病的性格を有していることがわかる。人獣共通感染症の病原体の多くは本来は動物が保有して

表1 主な人獣共通感染症の発生・流行地域と感染源動物の生息域
発生地域や流行地域と、感染源動物の生息域がほぼ同じ人獣共通感染症の例

病名	感染源動物、保菌動物	地域
ハンタウイルス肺症候群	野生ハツカネズミ	北米
ラッサ熱	マストミス	サハラ以南のアフリカ
リッサウイルス感染	オオコウモリなど	オーストラリア
	食虫コウモリ	ヨーロッパ
エキノコックス症	アカギツネ キタキツネ	ヨーロッパなど 北海道
アライグマ回虫症	アライグマ	北米
シャーガス病	サシガメ（媒介昆虫）	南米
ヘンドラ・ニパウイルス感染	オオコウモリ	アジア、オーストラリア

発生地域や流行地域と、感染源動物の生息域があまり一致しない人獣共通感染症の例

病名	感染源動物、保菌動物	地域
出血性大腸菌症（O157）	ウシ	世界的（食肉の流通を介して）
サル痘	アフリカ産齧歯目動物	中央アフリカ（本来の流行地） アメリカ合衆国（輸入ペットによる持ち込み）
変異型クロイツフェルトヤコブ病	ウシ	イギリスなど （人間がウシの飼料に混入させた病原性プリオン）
エイズ（HIV感染）	アフリカ産サル	世界的（ヒト→ヒト感染など）
重症急性呼吸器症候群（SARS）	ハクビシン（？）	世界的（ヒト→ヒト感染など）

いるため、その感染発生の地域も動物の分布とほぼ一致しているのである。

　しかし近年では、出血性大腸菌症（O157）や変異型クロイツフェルトヤコブ病のように人間の経済活動が要因となって発生した疾患、アメリカ合衆国で発生したサル痘のようにエキゾチックペットの輸入が原因となって感染が飛び火した疾患、エイズ（HIV）や重症急性呼吸器症候群（SARS）のように、野生動物の肉を食べたことがきっかけとなってヒト→ヒト感染が誘発されて世界的に広がった疾患など、本来の原因動物の生息域とは無縁の広がりを見せている感染もあらわれ

てきた。

1958年にWHOとFAO（国際連合食糧農業機関）が合同で開催した専門家会議では、百数十の疾患を人獣共通感染症として取り上げ、対策の必要性を訴えた。しかし現在では、世界的に300種類を超える数の人獣共通感染症が人類に大きな健康被害を与えていると考えられている。感染症研究の進歩によって新しい病気が見出されたり、人間活動がますますグローバル化するであろうことを考慮すれば、今後もその数は増え続けてゆくことが心配される。

1.2　日本の人獣共通感染症

日本の人獣共通感染症の実態はどうであろうか。

日本では、ヒトの感染症のうち重要なものに対しては「感染症の予防及び感染症の患者に対する医療に関する法律（感染症法）」と呼ばれる法律によって、国内発生や海外からの侵入の監視が行われている。監視対象の約半数は人獣共通感染症で、狂犬病、ペスト、ラッサ熱、マールブルグ病、エボラ出血熱、クリミア・コンゴ出血熱、重症急性呼吸器症候群（SARS）など、現在は国内に存在しないものの、いったん侵入すると大きな社会問題となることが心配される疾患が多い。逆に、現在国内に存在していることがわかっていても、感染症法による調査・監視の対象とはされていない人獣共通感染症も多数知られている。

表2に感染症法で監視対象となっている人獣共通感染症と、感染症法には指定されていないものの、国内に存在して注意が必要と考えられる人獣共通感染症をまとめた。このように、指定疾患と非指定疾患を合わせて日本には数十〜100程度の人獣共通感染症があることが報告されている。この数は、世界的に存在すると思われる300以上もの人獣共通感染症に比べて明らかに少なく、その面では日本は衛生的な環境にあると言えよう。

このような衛生的な環境は数十年前と比べてまさしく隔世の感があると言われるが、これは、行政や医療関係者のみならず、一般市民が深く関心を持って努力してきた結果達成されたものである。こうした努力の積み重ねが、日本の長寿社会や健康な生活の支えの一つとなってきたことは間違いないであろう。

ところで、この地道な努力が実った背景には、いくつかの好条件が揃っていた

表2　日本で監視対象にある人獣共通感染症
感染症法で監視体制がとられている人獣共通感染症（太字は国内で患者発生、動物が確認されている疾患）

法律上の疾患分類	感染症名
1類感染症	エボラ出血熱、クリミア・コンゴ出血熱、重症急性呼吸器症候群（SARS）、ペスト、マールブルグ病、ラッサ熱、南米出血熱
2類感染症	**細菌性赤痢**
3類感染症	**腸管出血性大腸菌感染症**
4類感染症	**E型肝炎**、黄熱、**Q熱**、**狂犬病**、**高病原性鳥インフルエンザ**、マラリア、ニパウイルス感染症、リッサウイルス感染症、ウエストナイル熱、**エキノコックス症**、**オウム病**、回帰熱、サル痘、**腎症候性出血熱**、**炭疽**、デング熱、**日本紅斑熱**、**日本脳炎**、ハンタウイルス肺症候群、**Bウイルス病**、**ブルセラ病**、発疹チフス、**野兎病**、**ライム病**、**レプトスピラ症**、オムスク出血熱、キャサヌル森林病、西部ウマ脳炎、ダニ媒介脳炎、東部ウマ脳炎、鼻疽、ベネズエラウマ脳炎、ヘンドラウイルス感染症、リッサウイルス感染症、リフトバレー熱、類鼻疽、ロッキー山紅斑熱
5類感染症	**インフルエンザ**、**クリプトスポリジウム症**

注）1類感染症：感染力、罹患した場合の重篤性から判断して、危険性が極めて高い感染症
　　2類感染症：感染力、罹患した場合の重篤性から判断して、危険性が高い感染症
　　3類感染症：感染力、罹患した場合の重篤性から判断して、危険性は高くないが、職業に関連して集団発生を起こし得る感染症
　　4類感染症：ヒトからヒトへの感染はほとんどないが、動物、飲食物等の物件を介してヒトに感染する感染症
　　5類感染症：国が発生動向の調査を行い、感染の発生・蔓延を防止すべき感染症

感染症法には指定されていないが、国内で患者が発生、または感染動物が確認されている人獣共通感染症

疾患分類	感染症名
ウイルス感染	リンパ球性脈絡髄膜炎、オルフ
細菌感染	エルシニア症、仮性結核、カンピロバクター症、結核、鼠咬症、カプノサイトファガ感染、ネコひっかき病、パスツレラ症、非定型抗酸菌症、リステリア症、類丹毒
寄生虫感染	イヌ糸状虫症、回虫症、顎口虫症、肝蛭症、セルカリア皮膚炎、トリヒナ症、東洋眼虫症
その他	クリプトコックス症、皮膚真菌症、バベシア症、トキソプラズマ症、アメーバ赤痢、ウシ海綿状脳症

表3　人獣共通感染症対策で日本に備わっている好条件

環境	好条件
自然環境	国土のほとんどが温帯……季節（冬季）によって動物やベクター（ノミや（およそ北緯25～45度）　　蚊など）の活動が低下する 国土が海に囲まれている……国外の陸棲動物が直接侵入しない
経済的環境	稲作（穀物保存の習慣）……貯蔵庫や集落等へのネズミ等の侵入を制限 　　　　　　　　　　　　ネズミ由来感染症への暴露が少ない 畜産への依存度が低い……家畜由来感染症への暴露が少ない
社会的環境	個人と社会の衛生習慣……飲食前、汚染物に触れた後の手洗い 　　　　　　　　　　　　住・社会環境の清潔保持 社会組織の整備……高い識字率と教育水準（啓発活動の普及）

ことも見逃すことはできない。それを**表3**にまとめてみよう。

　一つ一つこれらの好条件を見てゆくと、いずれも当たり前のように感じられてきた要素にも思えるが、考えてみれば、なるほど、と納得がゆく。日本の人獣共通感染症対策はこれらの好条件を巧みに利用しながら進められ、その結果、危険度の高い疾患をはじめとしていくつもの人獣共通感染症を撲滅することに成功してきたのである。そして、狂犬病こそが、このような「過去」の人獣共通感染症の代表として位置づけられてきた。

　ところが、その狂犬病が、今再び侵入する可能性が高くなっているとして多くの専門家が恐れ、そしてこの本で取り上げようとしている人獣共通感染症なのである。

　狂犬病に関しては、「イヌが狂ってヒトを咬み、咬まれたヒトも狂い死にする」程度の認識が多い。間違いではない。しかし、この病気が半世紀にわたって日本には全く存在しなかったこともあり、一般市民はもちろんのこと、医師や獣医師でさえ正確な狂犬病像を思い浮かべることが困難になってきていると言って、決して過言ではない。

　このように社会全体が狂犬病の正しい姿を見極めることができなくなった時、その時こそが狂犬病にとっては、日本再侵入のまたとないチャンスとなる。

それを許さないためにも、この本では狂犬病とはどのような病気か、まずその実像を知ることから始めてみたい。

1.3 狂犬病の歴史

　狂犬病は英語で rabies と表されるが、この言葉はサンスクリット語で「狂騒」や「乱暴」を示す rabhas に由来しているという。この rabhas という言葉は、すでに紀元前30世紀頃には使われていたと言われるが、では、動物やヒトの狂犬病はいつの時代から知られていたのだろうか。

　紀元前23世紀、古代メソポタミアで、ハンムラビ法典より古いとされるエシュヌンナの法典には「"狂犬"が管理不行き届きで人を咬み、死に至らしめた時は、飼い主は銀40シェケルの罰金とする。ただし、死亡した者が奴隷の場合は銀15シェケルとする」と定められているという。そして、ここで言うところの"狂犬"こそ、狂犬病に感染したイヌであると主張する研究者がいる。また、紀元前4〜5世紀のギリシャの医師で、医学の父と呼ばれるヒポクラテスが、「てんかん患者は音に対して異常に強い反応を示し、水を恐れるようになる」と記している症状は、実は狂犬病を指すと説明する研究者もいる。さらに時代を経た紀元3年、ギリシャの医師ガレノスは「病犬の唾液が人間に降りかかってから、時に一年にも達する潜伏期間を経て発症する」狂犬病に酷似した症状について、くわしく説明している。

　従来、これらの古文書に見られる記載を拠り所に、狂犬病は今から数千年も前から人間とイヌとの間に存在する運命的な病気としてとらえる見方が多かった。

　一方、これに対して全く異なる説を唱えている分子生物学者たちがいる。フランスパスツール研究所のトルド博士のチームである。トルド博士たちは狂犬病ウイルスの表面にあって、細胞に吸着する役割を持っているG抗原と呼ばれる糖タンパク質の研究をしていた。彼らはコウモリが保有しているリッサウイルスと呼ばれるウイルスと、狂犬病ウイルスが持っているG抗原の進化速度を遺伝子レベルで解析していた。その結果、現在地球上に存在する狂犬病ウイルスは、およそ900年から1500年前にリッサウイルスが変異を起こして、地上哺乳類に対して感染するようになったという、極めてユニークな結論に達したのであった。つまり、

現在地球上にある狂犬病ウイルスは、わずか900年から1500年前に出現したというのである。

2001年に発表されたこの考えは、すでに紀元前には狂犬病の記録が残されていたとする説とは時代的に全く相容れない。ヒポクラテスやガレノスの時代のウイルスや死亡した患者の体の一部が残されていて、それをトルド博士のチームが解析したなら、どのような結果が得られるであろうか？　「物証」が残されていないために検証することができないのは何とも残念である。

中世までは、狂犬病の大きな動物間流行はほとんどなかったとされている。ヨーロッパにおける記録上最も古いとされる狂犬病の流行は、1271年にドイツのフランコニア地方で発生している。その後、1500年にはスペイン、16世紀にはフランダース、オーストリア、ハンガリー、トルコ、17世紀初頭にはパリが狂犬病の常在地となり、17世紀の終わりから18世紀初めにかけて、ついに狂犬病はヨーロッパ全域に蔓延することとなった。これはオオカミが元凶となってイヌの間に広がり、感染したイヌに咬まれることで都市部を中心としてヒトの狂犬病が増加したのであった。

1.4 狂犬病ウイルスとリッサウイルス

狂犬病の原因となる狂犬病ウイルスは、肉眼や光学顕微鏡によって見ることはできない。しかし、電子顕微鏡を用いることで観察は可能となり、**図2**に見られるように弾丸のような形をしていることがわかっている。狂犬病ウイルスは分類学的には、ラブドウイルス科、リッサウイルス属の一員で、弾丸のような形態もラブドウイルスに共通の特徴である。ウイルスの内部には1本のRNA（リボ核酸）が遺伝子として格納されている。

リッサウイルス属の遺伝子を近代的な分子生物学の手法によって比較した結果、**表4**（p.18）に表すように、少なくとも7種類の遺伝子型に分類されることがわかってきた。狂犬病ウイルス、ラゴスコウモリウイルス、モコラウイルス、ドゥベンヘイグウイルス、1型ヨーロッパコウモリリッサウイルス、2型ヨーロッパコウモリリッサウイルス、それにオーストラリアコウモリリッサウイルスである。これらのリッサウイルスは、形態だけでなく、病原性や構成タンパク質の抗原性

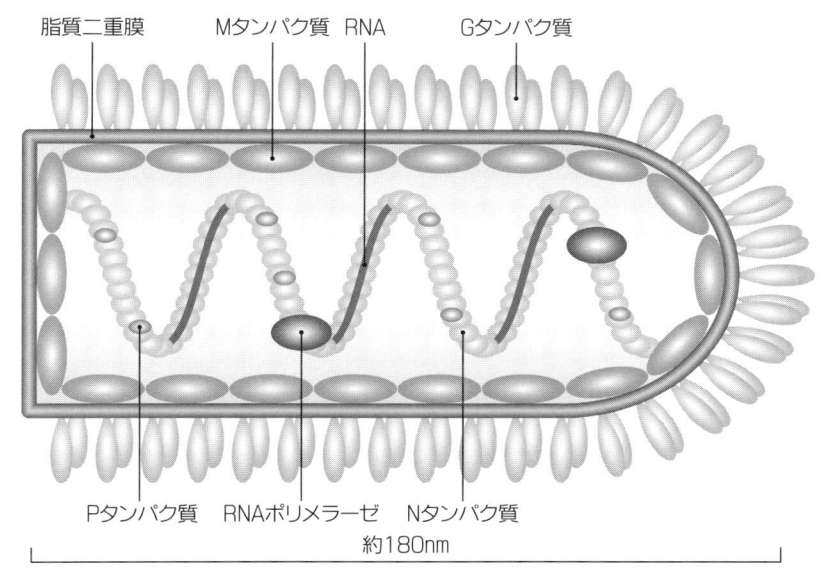

脂質二重膜　Mタンパク質　RNA　　Gタンパク質

Pタンパク質　RNAポリメラーゼ　Nタンパク質
約180nm

図2　狂犬病ウイルスの模式図
大きさと形：長さは約180 nm（ナノメートル）（1 mmの約5600分の1）× 直径約75 nm、銃弾のような形をした円筒形の粒子である。
構成成分：リボ核酸（RNA：狂犬病ウイルスの遺伝子）
　　　　　Nタンパク質……核酸と結合
　　　　　Gタンパク質……ウイルス粒子の表面を覆っている糖タンパク質

にも共通点が多い。そのため、どのリッサウイルスに感染した場合でも、動物やヒトには重度の神経症状など、狂犬病と酷似した症状があらわれることが多い。
　リッサウイルスのもう一つの特徴は、コウモリがウイルスの保有動物となって、ヒトなどほかの動物への感染源となる例が多いことである。このため、リッサウイルスの感染が見られる地域はウイルスを保有しているコウモリ種の分布地域と一致することとなり、地方病・風土病的な性格を持っている。7種類のリッサウイルスの中で、世界中に分布しているのは狂犬病ウイルスだけである。

表4 リッサウイルスの遺伝子型によるグループ分け

ウイルス名	遺伝子型	主な分布	保有・感染源動物	ヒトへの病原性
狂犬病ウイルス	1	一部の地域を除き世界的	肉食・雑食哺乳動物（イヌ、ネコ、キツネ、アライグマなど）食虫コウモリ 血吸いコウモリ	強い
ラゴスコウモリウイルス	2	サハラ砂漠以南のアフリカ	オオコウモリ、食虫コウモリ、ネコ	不明
モコラウイルス	3	サハラ砂漠以南のアフリカ	トガリネズミ、イヌ、ネコ	回復例、死亡例あり（病原性弱いとされる）
ドゥベンヘイグウイルス	4	南部アフリカ	食虫コウモリ	死亡例あり（狂犬病と同様）
1型ヨーロッパコウモリリッサウイルス	5	ヨーロッパ	食虫コウモリ	強い（狂犬病と同様）
2型ヨーロッパコウモリリッサウイルス	6	ヨーロッパ	食虫コウモリ	強い（狂犬病と同様）
オーストラリアコウモリリッサウイルス	7	オーストラリア パプアニューギニア フィリピン(？)	オオコウモリ、食虫コウモリ	強い（狂犬病と同様）

第2章
動物の狂犬病

　WHOの集計では、世界中で年間数万人が狂犬病に感染して死亡している。このうち、ヒト→ヒト感染が明らかになっているのは、この数年間に臓器移植に伴う感染が10例程度確認されたのみであり、ヒトの狂犬病の感染源としては、必ず感染した動物が存在していると考えてよい。

　図3に、動物の狂犬病がヒトに感染するまでの概略を示してみる。

　この図に従って狂犬病ウイルスがヒトに感染する道筋をたどって考えるため、はじめに動物の狂犬病の特徴を見ることとしたい。

2.1 イヌとネコの狂犬病
── 都市型野生動物と都市型狂犬病

　ここで不思議に思われる方がいるかもしれない。そう、ネコも狂犬病にかかるのである。ネコだけではない。狂犬病はすべての恒温動物が感染すると考えてよい。

　このうち、イヌやネコは古くから人間に飼い馴らされてきた結果、捨てられても、放浪犬や放浪猫として人間と同じ生活圏で生きてゆくことが多い。このような動物は「都市型野生動物」と呼ばれ、それが原因となる狂犬病は、飼育中のイ

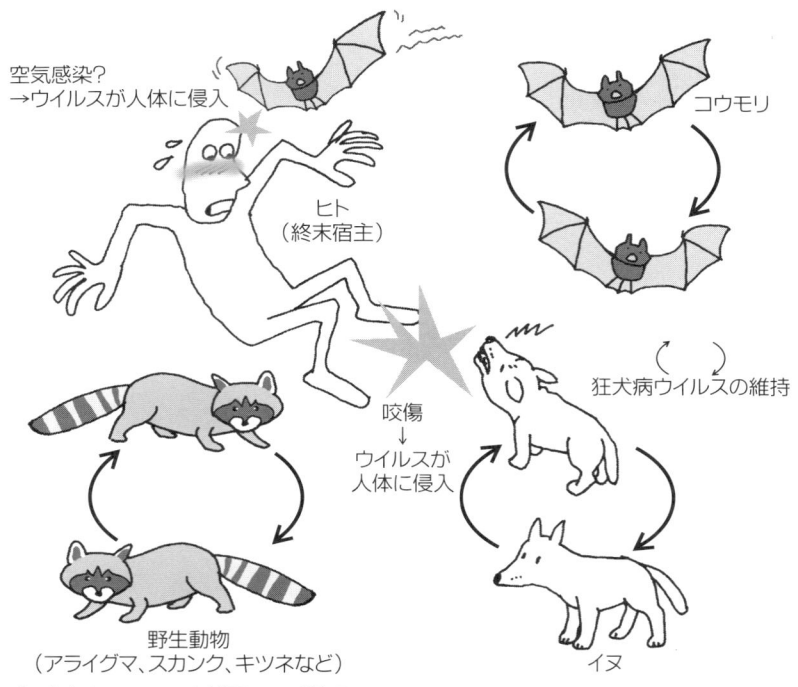

図3 狂犬病ウイルスの自然界での感染環
自然界では、イヌ、コウモリ、野生動物（アライグマ、スカンク、キツネなど）などの間で狂犬病ウイルスが維持されている。ほかの感染動物による咬傷などで感染したイヌがヒトを咬み、唾液中のウイルスが体内へと侵入する。コウモリの場合、咬傷のほか空気感染も疑われる。

ヌやネコによる狂犬病とともに、「都市型狂犬病」と呼ばれる。都市型狂犬病は世界全体のヒトの狂犬病の85〜90％を占めている。

　狂犬病の病期は大きく、潜伏期、興奮・狂騒期、麻痺期の三つに分けて考えるとわかりやすい。

　イヌやネコの狂犬病に限らず、感染症の場合、感染の初期には症状はあらわれず、外見上は「正常」である。この時期は潜伏期と呼ばれ、イヌやネコの狂犬病では通常3〜8週間、長い例では6〜10カ月以上に及ぶことが知られている。第二次世界大戦後の東京都内のイヌ狂犬病の流行の様相を克明に記した『東京狂犬病流行誌』（正木英人）の記録をもとに計算すると、都内で捕獲された発病犬の平均潜伏期間は26.7日であった。この間は、狂犬病ウイルスは侵入部位から中枢神

経（脳脊髄）に向かって神経細胞を伝って体内を移動している時期で、症状があらわれていないだけでなく、検査によって感染を証明することもできない。通常、潜伏期にはほかの動物やヒトに感染を広げることはない。

潜伏期が過ぎると、不安や神経質症状などがあらわれることが多い。ふだん人なつっこい動物でも近づくと後ずさりしたり、逆にいつもは人に近づかない動物が愛想よく人の手や顔を舐めたりするようになることがある。休みなく歩き回ることもある。イヌやネコに見られる性格変化や行動異常の代表的な例としては、挙動不審、気まぐれ、過敏、疑い深い目つき、恐怖心による興奮や飼い主に対する反抗、遠吠えなどがある。ペットにこのような行動異常があらわれた時、最初に気がつくのは飼い主である。

病期が進むと、狂ったように見境なく噛みついたり吠えたり攻撃的になったりするイヌもいる。これは興奮・狂騒期と呼ばれ、私たちがこれまで持っていた狂犬病のイメージに近い。

図4にタイで撮影された興奮・狂騒期の狂犬病のイヌの写真を示す。

この時期には木片、土、石などの異物を食べようとしたり、実際に食べたりする。唾液の分泌も亢進する。筋肉が麻痺して頭や顎が垂れ、唾液を長く垂らしたり、呼気の混じった唾液の泡が見られる。「遠吠え」のような鳴き声で頻繁に鳴くイヌもある。しかし、注意したいのは、感染したイヌやネコによっては、必ずしも明確な興奮・狂騒の症状を表さずに、次に述べる麻痺症状を示す場合もあることである。

興奮・狂騒期が過ぎると、体の動きの協調が喪失し、ぐらつき歩行や歩行困難となり、時に起立困難になる。これは麻痺期の症状である。狂犬病を発症したイヌの15～20％は麻痺型症状だけを現すと言われる。のどの渇きを訴えて水を飲もうとしても嚥下困難で飲み込めない場合が多い。しかし、水を恐れることはないと言われる。これは後で説明するヒトの恐水症状とは対照的である。喉にものが詰まったり骨が刺さったような鳴き声を出したり、動作をすることがある。この時、飼い主や獣医師がイヌの口に手を入れて感染することがある。

イヌは感染しても、自分の家や家へ至る道を認識し、主人の声に従うこともあるが、感染ネコでは主人を認識しなくなると言われる。ネコは興奮・狂騒期には背を丸めたり爪を出したりし、攻撃の速度は極めて速く、かつ凶暴である。

表5に感染したイヌとネコに見られる主な症状をまとめた。これからわかるよ

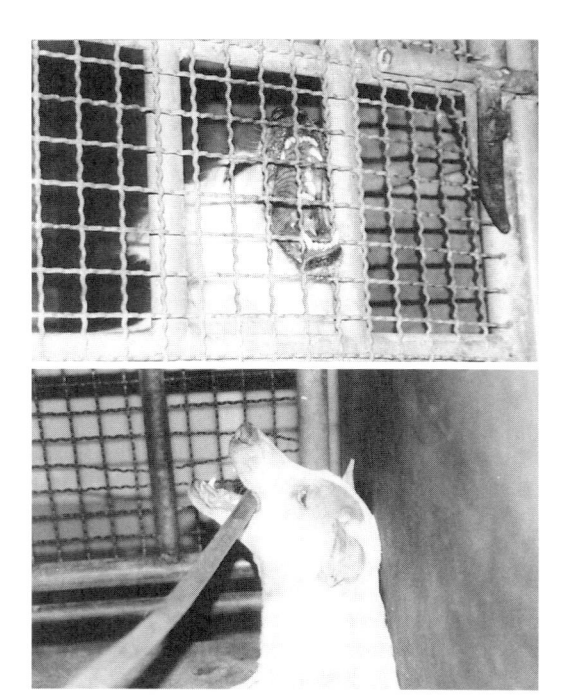

図4 狂犬病発病犬（興奮・狂騒期）
写真提供：Channarong Mitmoonpitak博士

うに、イヌやネコの狂犬病の症状はさまざまで、動物の個体差や感染の時期による違いも大きい。中には、飼い主でなければ気がつかないような行動変化も含まれているし、症状の一つ一つはほかの感染や病気の場合にも見られるものである。したがって、従来我々が持っていた、「狂犬病に感染した動物はよだれを垂らし、檻の柵に噛みついたり凶暴な顔つきで吠えかかり、攻撃してくる」という、紋切り型のイメージは当てはまらないことになる。このイメージは、半世紀にわたって狂犬病清浄状態が続いた日本で、我々の脳裏に強烈な残像として焼き付いてはいるが、それだけでは必ずしも正確ではない。

　表6（p.24）を見ていただきたい。これは、狂犬病が多発している南アフリカ共和国で発行されている、獣医師などの専門家向けのガイドラインの一部で、イヌやネコの狂犬病と類似の症状をあらわす主な疾患をまとめている。これらの疾患で見られる症状は、いずれも狂犬病による神経症状とよく似ているものが多い。

表5 狂犬病に感染したイヌやネコにあらわれる症状

症状	症状をあらわしたイヌやネコの割合(%)	
	イヌ	ネコ
攻撃的になる	44	42
ヒトやほかの動物を咬む	26	48
いつもと違う行動	23	27
唾液の垂れ流し	22	7
顎の麻痺、力なく口をあける	17	7
歩行等に体の協調を欠き運動失調	16	12
異物に咬みつく	14	9
いつもと異なる吠え声・鳴き声	14	5
食欲不振	10	5
麻痺	7	<5
刺激に対する過剰反応、音・光への過敏	6	5
沈鬱、刺激への無反応	6	<5
衰弱	5	<5
中枢神経麻痺、錯乱、狂う	5	<5
行方不明（2〜3日間）	<5	5
痙攣発作	<5	5

出典：『医師、獣医師および対策関係者用狂犬病ガイドライン』（南アフリカ共和国）より

その動物が狂犬病であった場合には、周囲の人間への感染原因となっていた可能性もあるため、神経症状をあらわした動物が狂犬病か、その他の原因によるものであるかをこのガイドラインを参考に、慎重に判断されることになる。これは鑑別診断と呼ばれ、狂犬病の診断では特に重要な意味を持つ。

2.2 エキゾチックペット（フェレットや齧歯目動物など）や家畜（ウシなど）の狂犬病

前項でも述べたが、狂犬病ウイルスはイヌやネコのほか、すべての恒温動物に感染しうる。恒温動物とは、自己の体温を環境温度に大きく左右されることなく、ある程度一定に保つことのできる動物で、哺乳類と鳥類が含まれる。このうち、鳥類には実験的に狂犬病ウイルスを感染させることはできるが、ヒトへの感染源となることはない。したがって、自然界でヒトへの感染源となる可能性があるの

表6 イヌやネコで狂犬病と類似の症状をあらわす主な疾患

感染症		感染症以外	
ウイルス感染	イヌジステンパー イヌ伝染性肝炎 オーエスキー病（仮性狂犬病） ネコ汎白血球減少症 ネコ後天性免疫不全症	外傷	交通事故 食道内異物
細菌感染	リステリア症 エーリキア症 ボツリヌス症 破傷風	毒物	重金属摂取 塩素化合物摂取 ストリキニーネ中毒 有機リン中毒 エチレングリコール中毒
プリオン感染	ネコ海綿状脳症	代謝障害	ケトン症 虚血性脳炎 ライソゾーム蓄積症 水頭症 熱射病
真菌感染	クリプトコックス症		
原虫感染	トキソプラズマ症 ネオスポラ症 ネオプラズマ症 コクシジア症 バベシア脳炎	その他	脳腫瘍 腎不全 母性としての攻撃 発情に伴う性格変化
寄生虫感染	アライグマ回虫症 条虫などによる神経症状		

は哺乳類に限られ、エキゾチックペットや家畜も例外ではない。中でも肉食・雑食性の哺乳類は咬む性質が強いため、ヒトへの感染源となる可能性が高い。

　最近、日本でもイタチの仲間であるフェレットを飼育する愛好家が増えている。フェレットがペットとして多数飼育されているアメリカ合衆国では、この動物が肉食動物であることから、狂犬病の原因動物として危険視された時期があった。しかし調査の結果、1980〜1987年の8年間に9例のフェレット狂犬病が報告されたのみで、感染を広げる可能性は極めて低いと考えられるようになっている。ただし、万一のフェレット狂犬病を防ぐために、フェレットにも使用できるワクチンが準備されていることも事実である。現在、日本で飼育されているフェレットはほとんどがペット用に育成された動物であることから、飼育管理や輸出入管理が通常通り行われている限り、狂犬病に感染している可能性は否定してよいだろう。

　リスやハムスターなどの齧歯目動物やウサギも狂犬病に感染し、唾液中にウイ

ルスを排出する。しかし、これらの動物がヒトへの感染源となったとする報告は極めて少ない。例外的な報告として、2002年、ボリビアでクリスマスプレゼントとして買い与えられたハムスターが原因となり、咬まれた子供が狂犬病を発病して死亡した例が知られている。この事故では、問題のハムスターと濃密に接触した80名に対して、後で説明する暴露後ワクチン接種治療が行われた。

家畜では、特にウシが狂犬病ウイルスに対して強い感受性を持っていることが知られている。発病したイヌやコウモリなどの野生動物による咬傷が原因で感染することが多い。発病すると、頭を上げて喉に異物が刺さっているかのような声を出しながら激しく呼吸する。麻痺症状も顕著で、後肢の協調運動が失われて歩調が乱れる。咽頭の筋肉も麻痺するために嚥下困難や唾液の垂れ流しが見られる。最後は昏睡に陥り、呼吸困難で死亡する。

2.3 森林型狂犬病
―― 野生の地上哺乳類（キツネ、アライグマなど）

イヌやネコが主な感染源となる都市型狂犬病に対して、野生哺乳類が感染源となる狂犬病は「森林型狂犬病」と呼ばれる。

イヌやネコに比較して人間が野生動物と接触する機会は少ないため、森林型狂犬病の発生も少ない。しかし、都市型狂犬病の撲滅にほぼ成功したヨーロッパの一部や北米でも、森林型狂犬病は未だに根強く残っている。野生動物に対する感染対策が困難なためである。

このうち、アメリカ合衆国東部ではアライグマの狂犬病が問題となっている。もともとアライグマ狂犬病が存在していなかったこの地域に、いつ感染アライグマがあらわれたのか。それにはいくつかの説があるようだが、最も有力な説明として、スポーツハンティングの目的でフロリダ州へ持ち込んだアライグマの中に、感染アライグマが混入していたとする考えがある。図5に示すように、1940年代後半にたまたま潜伏期間中のアライグマを持ち込んだために、フロリダ半島の在来アライグマに感染が広がったと言う。それが徐々に大西洋岸沿いに北上して拡散し、現在ではカナダ国境にまで達したとされている。狂犬病前線が1年に約300kmもの速度で移動した年も記録されている。

このような事実を知らぬまま、一時わが国では多数のアライグマが検疫などの

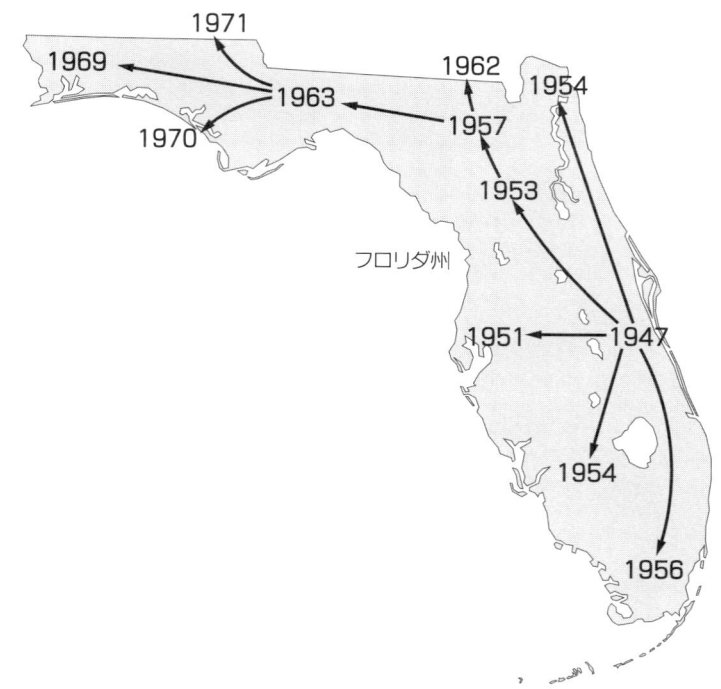

図5　北米東南海岸フロリダ州でのアライグマ狂犬病流行地域の拡大
出典：W. G. Winkler & S. R. Jenkins（1991）

　健康チェックを経ずにペットとして輸入されていた。幸運にも、これまで国内で飼育されているアライグマや、逃亡したり捨てられて野生化したアライグマの間に狂犬病が発生した形跡はない。しかし、潜伏期間中のアライグマが輸入されて狂犬病ウイルスが入り込むという危機と隣り合わせであったことを思うと、野生動物由来感染症の怖さを感じ、冷や汗が出る。なお、アライグマは2000年以降は検疫対象動物に指定され、6カ月間の検疫を経ずに輸入することはできなくなっている。

　海外で狂犬病の原因動物として注意されている野生動物のうち、日本でも生息数の多いのは、キツネ、タヌキ、コウモリ、野生化したアライグマである。なお、野生動物が狂犬病に感染した場合、潜伏期間や発病の初期はヒトを恐れずに近づいてきたり、夜行性動物が昼間歩き回るなどの行動異常を示すことがあるとされ

る。日本はこれまで森林型狂犬病の蔓延を経験していない。したがって、対策のノウハウに関しても全く蓄積がないと言ってよい。万一、これらの野生動物に狂犬病が発生した場合には大きな問題となる。

2.4 コウモリの狂犬病

　森林型狂犬病のうち、コウモリの狂犬病については特に説明を必要とする。
　コウモリ（翼種目）は食性から、主に昆虫を食べる食虫コウモリ、果物や花の蜜を食べる食果コウモリ（フルーツバット、オオコウモリ）、動物の血を舐める血吸いコウモリ（吸血コウモリ）の三つのグループに分けることができる（**図6**）。そして、**表7**にまとめたように、この3種類のコウモリのすべてが、狂犬病やリッサウイルスの感染と大きな関わりを持っていることがわかっている。なお、魚やカエルを食べる肉食性のコウモリもあるが、狂犬病との関わりについては、これまで報告はない。
　このうち食虫コウモリは世界中に分布していることもあり、各地で狂犬病ウイルスやリッサウイルスの感染源となっている。中でも北アメリカでは、ヒトの狂犬病感染の多くが、コウモリ由来ウイルスが原因となっている。
　ヨーロッパでは、ヒナコウモリの仲間であるコウライクビワコウモリやドーベントンコウモリがヨーロッパコウモリリッサウイルスを保有して、ヒトや動物に狂犬病と同様の疾病をうつす感染源となっている。
　ブラジルなど南米の国々ではウシの狂犬病発生が多く、経済的に大きな損害を被っているが、この感染源は主に血吸いコウモリである。血吸いコウモリが原因となったヒトの感染例もある。
　これらに比べると発生数は少ないが、オーストラリアにはオーストラリアコウモリリッサウイルスによる狂犬病が存在している。このウイルスはオオコウモリの仲間であるアカオオコウモリなどが保有していることがわかっている。フィリピンでは、食虫コウモリがこのウイルスを保有している可能性が指摘されている。
　このような、コウモリと狂犬病やリッサウイルスの関係の深さを説明する興味深い説がある。それは、狂犬病ウイルスなど、リッサウイルスのグループは本来はアフリカを起源とする植物や昆虫のウイルスであったものが（植物や昆虫もウ

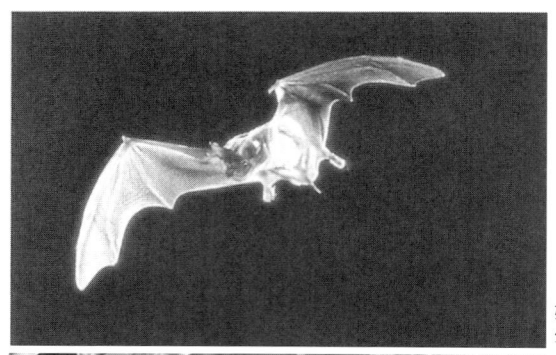

メキシコオヒキコウモリ（食虫コウモリ）……狂犬病ウイルスを媒介
写真提供：CDC

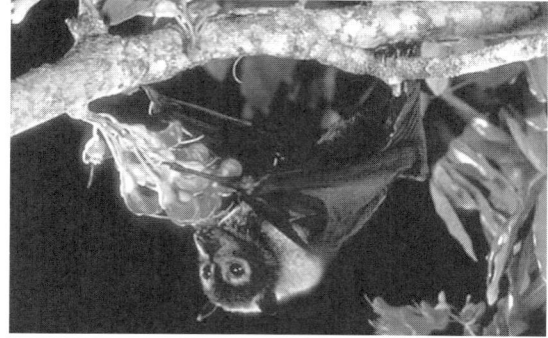

アカオオコウモリ（食果コウモリ）……オーストラリアコウモリリッサウイルスを媒介
写真提供：Merlin D. Tuttle, Bat Conservation International

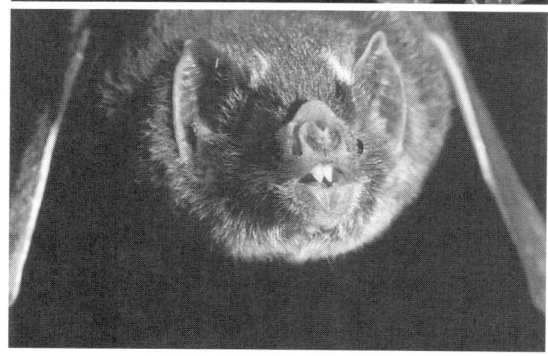

ナミチスイコウモリ（血吸いコウモリ）……南米で狂犬病ウイルスを媒介
写真提供：M.Brock Fenton

図6　狂犬病やリッサウイルスウイルスを媒介する主なコウモリ

イルスに感染する！）、昆虫を食べたコウモリに取り込まれているうちに、コウモリの体に適応して感染するようになった。感染したコウモリが発病して飛べなくなり、地上に落ちた時に肉食獣に食べられるなどして、次に地上哺乳類に適応し

表7 コウモリが保有し、ヒトへの感染源となる狂犬病ウイルスとリッサウイルス

コウモリ種	ウイルス	主な発生地
食虫コウモリ	狂犬病ウイルス オーストラリアコウモリリッサウイルス 1型、2型ヨーロッパコウモリリッサウイルス ラゴスコウモリウイルス ドゥベンヘイグウイルス	北アメリカ、中南米 オーストラリア東部 ヨーロッパ アフリカ アフリカ
食果コウモリ (フルーツバット)	オーストラリアコウモリリッサウイルス ラゴスコウモリウイルス	オーストラリア東部 アフリカ
血吸いコウモリ (吸血コウモリ)	狂犬病ウイルス	中南米

たリッサウイルスがあらわれた、というのである。つまり、植物や昆虫のウイルスであったリッサウイルスはコウモリを足がかりとして地上哺乳類へと広がり、その代表が狂犬病ウイルスというのである。

　通常、ウイルスなどの病原体は、ある特定の動物種を本来の感染対象、すなわち自然宿主としていることが多い。この時、増殖し過ぎたりして強い病原性をあらわして動物を死亡させると、病原体は住みかを失い、それ以上生き延びたり増殖することができなくなる。そのため、そのような「自殺行為」を避けて適度に宿主との「友好的緊張関係」を保って、生かさず殺さずの状態を保っていることが多い。狂犬病ウイルスやリッサウイルスウイルスも、植物や昆虫を離れてコウモリに感染するようになった後、長い年月を経てコウモリとの友好的緊張関係に到達したことであろう。しかし、病原体が偶然新しい動物種と遭遇して感染した時には、あたかも自然宿主に対して持っていた「自制心」を失ったかのごとく、つい強い病原性をあらわして、その動物に対して致死的な感染となる場合もある。コウモリから地上哺乳類に広がった狂犬病ウイルスは、このようにして未だに自制心を失ったまま、発病した時の死亡率が100％と強い病原性をあらわしているようにも思われる。

　なお、日本にもヒナコウモリの仲間をはじめとした食虫コウモリは全国に生息しているし、クビワオオコウモリやオガサワラオオコウモリなどの食果コウモリは琉球列島や小笠原諸島に生息している。しかし、これらのコウモリが狂犬病ウイルスやリッサウイルスを保有しているかどうか、調査は行われていない。

第 3 章
ヒトの狂犬病

　ヒトの狂犬病の臨床症状には、動物の狂犬病と多くの類似点を見出すことができる。その意味では、ヒトの狂犬病は多くの哺乳類の狂犬病の 1 例に過ぎないとも言える。ヒトは、イヌをはじめとしたさまざまな動物から感染し、いったん症状があらわれると治療の方法はなく、死亡する。

3.1 狂犬病ウイルスの侵入と中枢神経への移動
―― 潜伏期

　ヒトは、ほとんどの場合、感染動物に咬まれることで狂犬病ウイルスに感染する。感染動物の唾液の中に大量に含まれているウイルスが、咬み傷から侵入するためである。それに比べると少数例ではあるが、皮膚の傷口や、目、鼻、口などの粘膜からウイルスが侵入したと考えられる感染も報告されている。さらに希な例として、狂犬病感染コウモリが生息していたと思われる洞窟の中で、コウモリの唾液の微細な粒子、エアロゾルを吸入して感染したと推測されている例もある。狂犬病ウイルスは無傷の皮膚を通過して侵入することはない。ヒトからヒトへの感染は、例外的に知られている臓器移植に伴う感染以外にはない。
　体の中に入った狂犬病ウイルスは直接神経細胞に侵入するか、いったん神経以

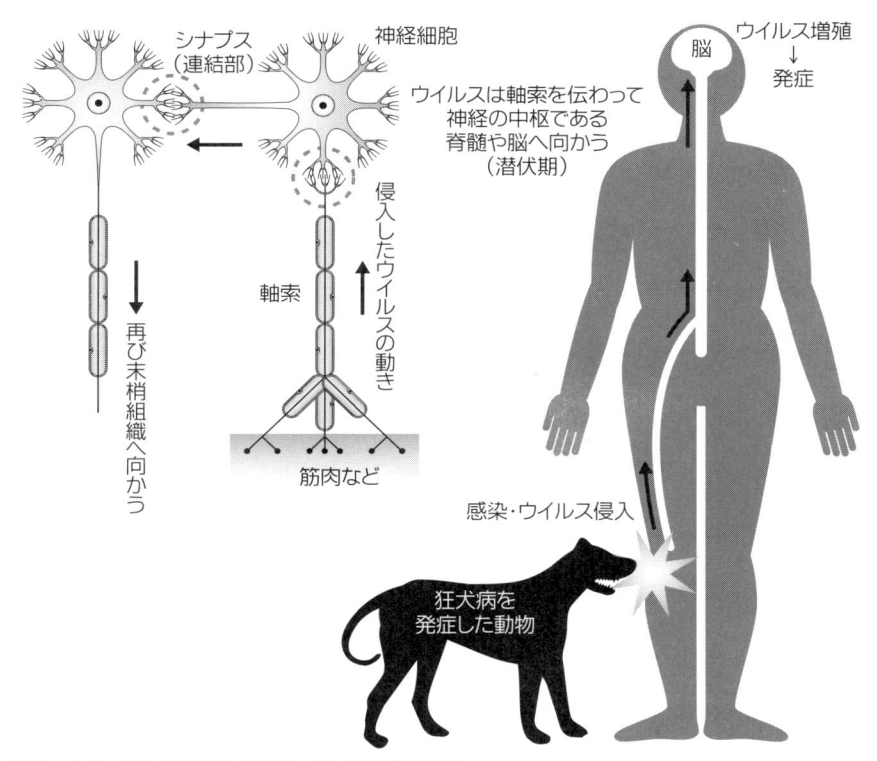

図7　ヒトの体内での狂犬病ウイルスの進行経路
①ヒトへの感染……感染動物（多くはイヌ）に咬まれるなど。
②侵入したウイルスは、近傍の筋肉細胞などで増殖後、または直接近くにある神経細胞に侵入する。
③ウイルスは神経細胞の軸索を伝って、神経中枢、すなわち脊髄や脳へ向かう。
④中枢に達したウイルスは神経細胞内で増殖する。
⑤患者は神経症状をあらわす。増殖したウイルスは、再び神経細胞を伝って唾液腺などへ向かう。発症すると患者は、100％死亡する。
⑥ヒトは終末宿主であり、ヒトからヒトやほかの動物へ感染を広げることはない。

外の細胞（筋肉細胞など）で増殖してから近傍の運動神経や感覚神経に侵入する。

　図7に示すように、神経細胞からは軸索と呼ばれる長い枝状の突起が出ているが、ウイルスはこの軸索を伝って神経の中枢である脳や脊髄へ向かって移動する。移動の速度は、1日に1〜5cmと言われ、中枢に達するまでは明瞭な症状があらわれないため潜伏期と呼ばれる。

表8 ヒト狂犬病の潜伏期間

潜伏期間	患者数（名）	割合（％）
10日未満	0	0
10～30日	464	29.8
31～90日	846	54.4
91～365日	226	14.6
1年以上	19	1.2
合計	1,555	100.0

出典：D. B. Fishbein (1991)

　ヒトの狂犬病の潜伏期間は、動物のそれと同じように極めて多様である。**表8**に示したのは、狂犬病によって死亡した1,555名の患者の潜伏期間である。これらは流行地であるタイなどで報告された成績で、このほとんどがイヌが感染源となった症例である。このように、潜伏期間は長い場合は1年以上に達し、2週間から3カ月程度が多く、30日までが約30％、90日までが約55％、90日以上が約15％となっている。

　このように潜伏期の長さが多様な理由は、侵入したウイルスの量やその病原性の強弱などの複雑な要素が絡み合うためとされているが、解明されていない点も多い。

　咬まれた場所と中枢との距離の長短も、潜伏期の長短に関わる重要な要素であり、これが生死の明暗を分けることもある。顔や頭部のように脳に近い場所を咬まれて、大量のウイルスが侵入した場合には2週間以内に発症することもあり、逆に足の先のように脳から遠い場所に少量のウイルスが侵入した場合には2年以上の潜伏期間も報告されている。潜伏期間中は、症状があらわれないだけではなく、検査によって狂犬病に感染していることを証明することもできない。

　一方、このように潜伏期間が長いために、咬傷を受けた後に、直ちにワクチンを接種して発病を防ぐことも可能となる。ウイルスが脳に達する前に免疫を成立させ、発症を予防するのである。これが後で説明する「暴露後ワクチン接種」で、ほかの感染症には例を見ない、狂犬病に特徴的な発症予防法である。

3.2 初期（前駆期）の症状

　狂犬病ウイルスが脊髄に到達すると、初期の症状があらわれる。この時期には、**表9**の前駆症状の一覧に掲げるように、発熱、頭痛、消化器症状、喉の渇き、疲労感などの風邪様の症状が1〜4日間続くことが多い。刺激に対して過敏になったり不安症状を示したり、憂鬱症状があらわれることもある。手足などの咬傷からウイルスが侵入した場合は、咬傷自体はすでに治っているにもかかわらず、傷跡が痒かったり、痛んだり、手足にしびれを感じることがある。前駆期の症状を他の病気と見分ける鑑別診断は困難である。
　この時期にも狂犬病感染を証明する検査法はない。

表9　狂犬病患者にあらわれる症状

病気のステージ	症状
前駆症状	発熱、食欲不振、悪心、嘔吐、頭痛、喉の渇き、倦怠感、疲労感、消化器の異常、過敏、鬱、不安、嗜眠、不眠、嚥下困難、発声困難、咬まれた部位や手足のしびれ・掻痒感・知覚異常・痛み
急性神経症状（興奮・狂騒症状）	興奮、呼吸の亢進、低酸素症、動揺、不安、言語や会話の錯乱、咽頭の痙攣、神経過敏、間欠的な震え、幻覚、躁病、刺激に反応して全身の痙攣、清明期あり 恐水症状、恐風症状
麻痺症状	嚥下困難、構語障害、失語症、不全麻痺、唾液の分泌過多、痙攣、頻脈、高熱、引きつけ発作、筋肉の痙攣、幻覚、錯乱、昏睡、持続的勃起、異常性欲、呼吸の低下、無呼吸、低血圧、心停止
合併症状	気胸、肺炎、不整脈、血栓症、間質性心筋炎、消化管出血など
死亡の時期	多くの場合、発病後5日程度で、心肺機能不全で死亡 興奮症状が見られなかったり軽度の場合は、死亡までの経過が長いと言われる

3.3 脳への到達と増殖
—— 興奮・狂騒期（急性神経症状期）と麻痺期（昏睡期）

　脳に達したウイルスは脳全体で急速に増殖するとされている。**表9**に示したよ

うに、この時期に運動神経や知覚神経の麻痺、筋肉の反射亢進や痙攣などがあらわれて、行動の変化、不眠、不安、混乱、軽度の麻痺、興奮、幻覚、狂乱、錯乱、行動異常、唾液分泌の亢進、嚥下困難など、さまざまな神経症状が出現する。また、音や視覚刺激、臭い刺激などに反応した痙攣発作を示す患者も多い。ごく弱い風や空気の流れを感じてそれを恐れる恐風症状（空気恐怖症）や、水を飲むことや容器に入れて差し出された水に対して強い拒絶を表す恐水症状があらわれた時には狂犬病の疑いが強くなる。典型的な症例では、このような興奮・狂騒状態の病期は1～6日間と比較的短いが、苦痛が大きい。

この時期を過ぎると、麻痺期と呼ばれる病期が1～3日程度続いて呼吸の一時停止、酸低素血症、不整脈などがあらわれる。最後には昏睡状態となり、心肺機能不全で死亡する。しかし明瞭な興奮症状がなく、麻痺症状のみを示す患者もいる。

かつては、これらの興奮・狂騒期や麻痺期の症状の出現をもって狂犬病の特徴としていた時期もあった。しかし、狂犬病の症状やその程度は時期による違いや個人差が大きく、かつ他の疾患と類似しているものも多い。そのため、臨床症状だけを根拠に行う狂犬病の診断は信頼性が低いとされているが、流行地で経験のある医師は、患者と動物との接触歴や動物間の流行状況などを考慮して、患者のわずかな異常から狂犬病を疑うこともある。

表10に、狂犬病と類似の神経症状をあらわす主な疾患を挙げる。日本では、国内に感染源があった狂犬病の発生としては、1956年に最後の患者、1957年に最後のネコを経験しているだけである。その後は今日まで、1970年に1例、2006年に2例の輸入症例が発生しているだけである（p.55の**図13**を参照）。その結果、患者の診察経験を持つ医師や動物の診察経験を持つ獣医師はほとんどいない。そのため、急性または亜急性の脳炎症状を示す患者に接した時には、それまで経験したことのある感染や疾病であるのか、または再び侵入した（かもしれない）狂犬病によるものなのかを臨床症状から判断することは、特に難しいこととなる。

神経症状をあらわすさまざまな疾患と狂犬病を鑑別するための診断には、患者の症状のみならず、動物との接触歴、患者の生活履歴、疫学的な状況など、総合的な判断が必要になる。流行地において感染が疑われるイヌなどに咬傷を受けた後に、恐水症や恐風症と言った特徴的な症状があらわれている患者に対しては、狂犬病が強く疑われる。

表10 ヒトの狂犬病と類似の神経症状をあらわす主な疾患

感染症		感染症以外	
ウイルス感染	ヘルペスウイルス感染 アルボウイルス感染 ポリオ デング熱	毒物・中毒	アルコール中毒 各種薬物中毒 各種化学物質中毒
		代謝障害	ケトン症 ポルフィリン症
細菌感染	ボツリヌス症 破傷風 チフス	その他	精神疾患による行動異常 精神的ショックによる性格の急変 急性筋無力症 ギランバレー症候群 ヒステリーに伴う擬似的な恐水症 アレルギー性脳炎 詐病
プリオン病	クロイツフェルトヤコブ病		
その他	マラリア リケッチア症 予防接種が原因の脳炎		

3.4 実験室診断

　日本のように狂犬病の臨床診断の経験が蓄積されていない場合には、検査による実験室診断が重要となる。狂犬病では、有症状期に中枢で爆発的に増殖したウイルスが末梢の神経組織などにもあらわれてくるため、それらの組織や体液を検査してウイルスの存在を証明するのが実験室診断である。

　実験室診断によって狂犬病と確定するためには、原因となった狂犬病ウイルスそのものを分離することが、最も確実で直接的な診断法となる。また、ウイルスの一部である遺伝子や抗原を検出することも、狂犬病感染の有力な証拠となる。

　このうち、ウイルスの分離は感染が疑われる患者や動物の検査材料（唾液や唾液腺、脳脊髄液、項部（うなじ）の皮膚の生検材料など）を実験用マウスに接種したり、組織培養と呼ばれる技術によって、検査材料中に含まれているウイルスの増殖を試みることで行われる。他の疾患と違って狂犬病では血液中にはウイルスは出現しないため、この目的で検査材料として用いることはない。

　ウイルスの分離増殖には、通常最低2～7日程度が必要となる。また、狂犬病

表11 病原体の危険度/安全度と狂犬病ウイルスの取り扱い

危険度/安全度のクラス		対象の病原体と取扱い方法など
クラス1（P1）	病原体の病原性など	ヒトや動物に病気を起こすことがないと思われる
	取り扱いに必要な主な条件	特別の安全機器は必要ではない 通常の微生物学実験主義で取り扱う
	代表的な病原体	ほとんどの生ワクチン用ウイルス、BCGワクチン
クラス2（P2）	病原体の病原性など	感染しても通常は軽症 有効な予防、治療法がある
	取り扱いに必要な主な条件	実験者を保護するための防護服などが必要 病原体取り扱い用の特別の安全キャビネットが必要
	代表的な病原体	**狂犬病ウイルス（ワクチン株など）** 日本脳炎ウイルス、BSEその他のプリオン、赤痢菌、オウム病クラミジア、マラリア原虫、エキノコックス
クラス3（P3）	病原体の病原性など	感染すると重篤 ヒトからヒトへの感染はない 有効な予防、治療法がある
	取り扱いに必要な主な条件	気密性と独立性が保たれ、滅菌装置を備えた実験室 防護服の着用と安全キャビネットが必要
	代表的な病原体	**狂犬病ウイルス（野外株など）**、リッサウイルス、SARSコロナウイルス、ヒト免疫不全ウイルス（HIV）、炭疽菌、ペスト菌、結核菌
クラス4（P4）	病原体の病原性など	感染すると重篤 ヒトからヒトへの感染がある。 有効な予防、治療法がない。
	取り扱いに必要な主な条件	気密性と独立性が保たれ、滅菌装置を備えた実験室 実験室と周囲予備室等の気圧差調整 退出時のシャワー浴 吸排気をフィルター濾過 防護服の着用と安全キャビネットが必要
	代表的な病原体	ラッサウイルス、エボラウイルス、マールブルグウイルス

出典：「国立感染症研究所病原体等安全管理規程」から抜粋

ウイルスの取り扱いは、**表11**に示したP2と呼ばれる安全基準を満たした実験室でのみ許されるなどの制約がある。そのため、この方法は必ずしもすべての検査室で行えるものではない。しかし、いったんウイルスが分離されると、さらに遺伝子解析や抗原性、病原性の解析も可能となり、ウイルスの由来や感染ルートなどの調査にも大きな威力を発揮する。

　狂犬病ウイルスそのものではなく、ウイルスを構成しているタンパク質抗原や遺伝子を検出することでウイルスの存在を強く示唆することもできる。

　このうち、ウイルス特異抗原を蛍光顕微鏡と呼ばれる顕微鏡を用いて検出する方法はFA法と呼ばれて、日常的な検査法としては検査時間が短く検出感度も高いため、国際的に最も標準的に行われている。検査には、ウイルスの抗原が出現しやすいうなじの毛根部や角膜塗抹標本などが用いられる。特に、モノクローナル抗体を用いてFA法によって検出する方法は、高品質の抗体と試験を実施する研究者や技術者の熟練度を要するが、原因ウイルスのくわしい性質を調べることが可能となる。

　最近では、狂犬病ウイルスの遺伝子であるRNA（リボ核酸）をRT-PCRと呼ばれる方法で検出することも行われるようになった。RT-PCR法には、モノクローナル抗体のように入手が困難な検査試薬は必要ではなく、容易に購入が可能な合成核酸を用いて原因ウイルスのくわしい性質を調べることができるなどの利点がある。一方、擬陽性や擬陰性の結果が生じやすいため、細心の注意を払う必要がある。検査材料としては唾液、脳脊髄液、うなじの毛根部などが用いられる。

　図8に狂犬病ウイルスの遺伝子であるRNAの存在を証明するために行われているRT-PCR法の原理と狂犬病診断モデルを示す。

　狂犬病ウイルスに対する抗体を証明する必要がある場合には、血清や髄液などを検査に用いる。

　患者が死亡した後では、神経中枢（脳脊髄）や末梢の神経組織、それに唾液腺組織などを用いてFA法、RT-PCR法、ウイルス分離などによって検査を行うこともできる。従来は、脳内にネグリ小体と呼ばれる構造物が形成されているか否かを病理組織診断の拠り所としていたが、この構造物が必ずしも狂犬病に特徴的ではない場合もあることが明らかとなり、現在ではかつてほど診断上の価値は認められていない。

　このような実験室検査によって結果が陽性と出た時は、狂犬病が強く疑われる。

図8　RT-PCR法の原理と狂犬病診断モデル

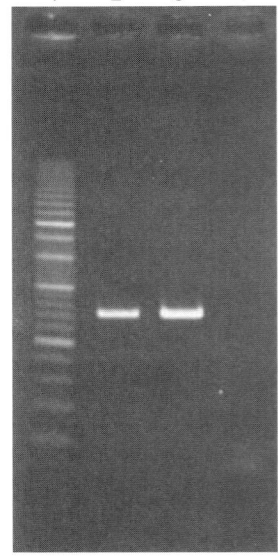

①検査材料（唾液、脳など）からRNA（リボ核酸）を抽出する。
②逆転写酵素によって、RNAをDNA（デオキシリボ核酸）に変換する。
③変換したDNAに含まれる狂犬病ウイルスの遺伝子配列だけを、酵素を用いて増殖させる。
④増殖した狂犬病ウイルス遺伝子を、電気泳動と呼ばれる技術によって他の核酸から分離する。
⑤分離した遺伝子の配列が狂犬病ウイルスと一致することを確認。

　左の写真は電気泳動で核酸を分離したパターンを示す。核酸は電場の中を帯状に移動して写真では白く写る。1の列は合成核酸の分子量マーカー、2は狂犬病ウイルスを用いた陽性対照、3が検査材料を模したウイルス感染細胞、そして4は、感染させていない細胞だけである。3の検査材料は2のウイルスそのものと同じ電気泳動パターンを示したことから、この材料にはウイルス遺伝子が含まれていたことがわかる。RT-PCR法で扱う遺伝子そのものには感染力がないため、安全に行うことができる。

写真提供：国立感染症研究所井上智博士

　しかし逆に陰性の場合に、狂犬病の可能性が100％否定されるとは限らない。病気の時期、ウイルスの分布状況、検査を行う研究者や技術者の熟練度等によって、結果が異なる場合もある。狂犬病感染の検体が感染陰性を示す擬陰性や、その逆の擬陽性の結果が得られることもある。したがって、通常は可能な限りさまざまな材料と検査方法によって複数回の検査を行い、誤診を防ぐ体制がとられることになる。

　日本では、患者や動物が狂犬病であると確定診断した医師や獣医師は、狂犬病予防法や感染症法に従って、直ちに最寄りの保健所に届け出ることになっている。しかし実際には、そのような正式の届け出を行うために必要な実験室検査は、限られた国立研究所でしか行うことはできない。そのため、感染が疑われる患者や動物が発見されたとの非公式な通報や検査の依頼を受けた時点から、その情報は専門家と行政で共有され、検査を行うと同時に、真性の狂犬病であった場合に備えて必要な対策も始められる。この間、専門家や行政機関の担当者は文字通り昼夜を分かたず、検査のために実験室にこもり、連絡と調整に追われ、「疑い」が空振りに終わることを祈りつつ献身的に作業を進めることになる。

3.5 100％の致死率

　狂犬病は、いったん症状があらわれた後では100％の致死率である。しかしながら、興奮や麻痺などの強い神経症状があらわれている病期にも患者には意識が明瞭な時期があり、その時は自らの置かれた状況を判断することができるとされる。確実に悲劇的な結末を迎えることを患者自身が自覚するのは、実に残酷と言わざるを得ない。流行地で発行されている狂犬病ガイドラインの中には、こうした特別の事情を考慮して、狂犬病の診断が確定した患者に対しては延命対策は行わず、十分な鎮静と安らぎを提供することに集中すべきであると記しているものもある。

　無論、医療現場では手をこまねいてきたのではない。救命のために懸命の努力が重ねられ、これまでにビダラビンやリバビリンなどの抗ウイルス剤、αインターフェロン（ウイルス増殖抑制剤）、免疫グロブリン、抗胸腺抗体、ステロイド剤など、さまざまな薬剤を用いた治療が試みられてきた。しかし、いずれの方法も、患者が全くワクチン接種を受けていない場合には、症状があらわれた後ではその生命を救うことはできていないのが現実である。

　その中でこれまでに、ワクチン接種を受けることなく、症状があらわれた後に死を免れた例として、唯一その詳細な経過が報告されている患者がある。2004年にアメリカ合衆国ウィスコンシン州でコウモリ由来の狂犬病に感染した少女である。彼女は、症状があらわれた後で薬剤投与によって昏睡状態に導びかれるなどの治療によって死を免れたとされている。しかしこの症例も、無視することのできない後遺症が残っていると記録されており、完全回復への努力が重ねられている。

　その後、このウィスコンシン州での治療成功を機に、アメリカ合衆国では感染発症者に対して同様の治療が試みられているが、これまでのところ成功した例は報告されていない。

　さて、この本の執筆がほぼ終わりかけていた2007年秋、わが国にも「狂犬病」からの回復患者があったとの情報を得た。

　内外のペスト流行史を研究されている滝上正博士によると、第二次世界大戦後の日本での狂犬病多発時に、氏が長年勤務していた東京大学伝染病研究所（現・医科学研究所）の狂犬病カルテの中に「回復例」が記録されていたという。患者

は当時3歳の男児で、氏名も明らかである。住所は千葉県東葛飾郡で、住居表示は変わっているが、現在の松戸市小金近辺と思われる。

滝上氏が医科学研究所に残されていたカルテを調べた結果、次のような経過が明らかとなった。

現症歴：1946年2月2日右手首ヲ犬ニ咬マレタ。犬ハ前日ヨリ飼主ノ所ヘモドラズ、帰ッテキタ時ハ狂騒状態ニアリタリト云フ。咬傷事故後、該犬ハ撲殺セリ。2月16日、40℃ニ発熱、不眠。物音ニ恐怖、不安状態。全身倦怠。咬傷局所ノ異常感、過敏等ナシ。時ニ狂騒、叫喚ヲアゲ、母親ヲ引カイタリ、自分ノ手ヲ咬ム。食思欠損、母乳嘔吐。水ハ恐レズ。

男児は2月20日に入院している。入院時には全身倦怠、気力喪失、食気欠損、恐怖、不安、不眠、視覚・聴覚過敏、脈拍増加、体温上昇、精神不安、嚥下困難、叫喚、体温上昇、腱反射亢進、皮膚反射亢進が記録されている。その後1週間程度は病状に大きな変化は見られなかったが3月に入って徐々に回復、母乳や離乳食も少しずつ摂取するようになった。

3月12日、患者は退院した。病名は「Lyssa」、転帰は「全治」と記録されている。

残念なことに、この患者が本当に「狂犬病」であったかどうかは、今となっては確認するすべはない。担当医は症状とその原因が「狂犬」に咬まれたことであることから「Lyssa」と診断したと思われるが、敗戦後半年という混乱した衛生状態を考えるなら、担当医が狂犬病の症例に遭遇するのは希ではなく、十分な経験を有していたことであろう。そのことを考慮すると、単なる誤診と片づけることはできない。しかし、狂犬病を念頭に置いた検査は行われていないし、原因のイヌは咬傷事故の後直ちに撲殺されていたため、真に狂犬病であったかどうかも決め手を欠く。

このように、世界各地には「狂犬病」からの回復例がいくつか報告されているが、そのどれもが医学・獣医学的な確認は行われていない。科学的な裏付けのある発症では、上で紹介したウィスコンシンの例を除いて、残念ながら100％の死亡率なのである。

第4章
狂犬病ワクチンの開発

4.1 ピエール・ゴルチエ、ルイ・パスツール、梅野信吉

　感染症の予防には多くの場合ワクチン接種が効果を発揮する。あらかじめ人為的に感染力を失わせた病原体やその成分を用いて製造したワクチンを接種しておくことで免疫力を与え、「本物」が侵入してきても発病しないように準備するのである。ヒトの感染症の予防に初めてワクチンを導入したのはイギリスの内科医エドワード・ジェンナーとされる。1796年、彼が発明した種痘法は、地球上から天然痘を撲滅するという大きな成功の原動力となった。

　一般に、狂犬病ワクチンの開発はフランスの科学者ルイ・パスツールの独創であると思われているが、これは正しくない。パスツールは、当時リヨン獣医科大学の教授であったピエール・ゴルチエが開発した動物用ワクチンをヒトに対して応用し、暴露（ウイルス侵入）後の発症予防法を開発したのであった。

　動物の狂犬病を研究していたゴルチエは、1881年、狂犬病にかかったイヌの唾液を化学処理することで病原性が失われること、そして、この化学処理した唾液をあらかじめ注射しておくことで、ヒツジが狂犬病にかからなくなることを発見していた。また、狂犬病の病毒（当時、ウイルスの概念はまだ確立されていなか

った）が、ウサギの脳でよく増殖することも見出していた。

　これらの発見を踏襲し、ヒトの狂犬病予防に応用したのがパスツールであった。彼は、まずウサギに狂犬病の病毒を接種して脳内で大量に増殖させ、それを化学処理することで無毒化した。さらに、狂犬病のイヌに咬まれた直後に、このワクチンを接種することでヒトの狂犬病発病を防ぐことが可能となるという偉大な発見に到達したのである。1884年のことであった。翌年、パスツールは十数回も病犬に咬まれたとされる9歳の少年にこのワクチンを接種してその命を救うことに成功し、一躍その有効性が知れ渡ることとなった。このようにしてパスツールによって開発されたワクチン接種法は、狂犬病ウイルスが侵入した後に生命を助けることができる唯一の方法として、現在に至るまで用いられ、これまで全世界で数億人以上もの命を救ってきた。これが、パスツールが狂犬病ワクチンの開発者と言われるようになった所以である。なお、ここで言うワクチン接種法は、ウイルスが体内に侵入した後に接種する「暴露後接種」と呼ばれる方法で、他の感染症ワクチンとは使用方法が異なる。これについては、次の項でくわしく説明することとしよう。

　このようにして、ゴルチエとパスツールによって開発された狂犬病ワクチンを初めて社会的に応用し、狂犬病の流行を食い止めることに成功したのは、彼らの国フランスではなく、日本であった。

　パスツールの方法がウイルスが侵入した個人の発病を防ぐために接種する、言わば個人医療であるのに対し、日本で成功した方法は、ウイルスの人間社会での感染経路を絶つために、人間と最も近距離にいる動物であるイヌに接種して人間の周囲に安全地帯を形成しようとする、言わば社会医療の方法であった。この対策を技術的に可能にし、実用化に導くための中心的な役割を果たした科学者に、獣医師梅野信吉らがいた。

　今の福岡県朝倉市に生まれた梅野は、獣医師として診療や教育の経験を重ねた後、日本の感染症学の開祖とも言える北里柴三郎のチームの一員として伝染病研究所（現在の北里研究所と東京大学医科学研究所の前身）に入った。彼は、後に志賀潔、秦佐八郎、大谷彬亮、草間滋らと並び、北里の高弟と呼ばれるまでになっている。

　ここで梅野は、天然痘ワクチンの大量製造や、高い免疫力を与えることのできるイヌ用の狂犬病ワクチンの製造に成功した。この狂犬病ワクチンの特徴は、1

回の注射でイヌに対して高い免疫を与えることが可能となったことであり、これはパスツールが望んでできなかったものであった。1918年のことであった。このようにして開発されたイヌ用ワクチンが、集団接種という手法でイヌに対して用いられるようになったのである。この方法は、当時、日本で都市部を中心に広がっていたイヌの狂犬病に対して大きな効果をあらわし、国内で感染犬に咬まれて発症するヒトの狂犬病が劇的に減少することとなった。

　この先駆的な狂犬病対策は、第二次世界大戦によって一時中断を余儀なくされたものの、その後再開されて、数年のうちに日本から狂犬病を撲滅して清浄状態をつくり上げるという大きな成功に導いた。このように、イヌに対して広範囲なワクチン接種を行うことで動物狂犬病の非感染地帯をつくり、それによってヒトの狂犬病発生を征圧するとの考えは、現在では狂犬病対策の最も効果的な手法として認められ、世界の常識ともなっている。この経緯については後の項でくわしく述べたい。

　日本でイヌに対する集団接種が目覚ましい効果を上げていることは北米やヨーロッパにも大きな影響を及ぼし、第二次世界大戦終了後には各国でイヌに対する予防接種が積極的に進められるようになった。これによって北米やヨーロッパで

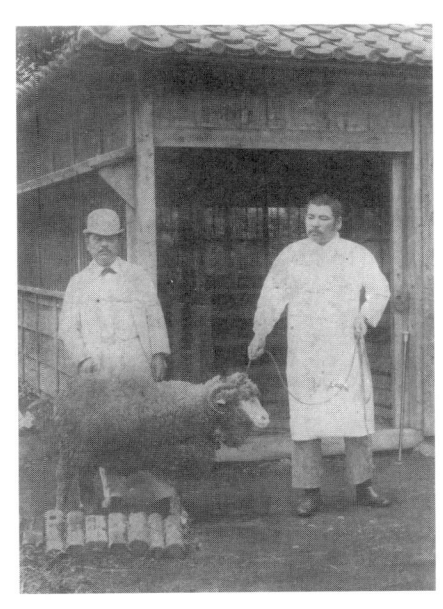

図9　梅野信吉（右）と北里柴三郎（左）
写真提供：北里研究所

も、主にイヌが原因となっていた都市型狂犬病が劇的に減少することとなった。

現在の日本の狂犬病清浄状態の礎には、狂犬病ワクチンの原理を発見したピエール・ゴルチエ、それを巧みに人間の暴露後免疫に応用したルイ・パスツール、そして、イヌの集団接種に実用化して流行を撲滅に導いた梅野信吉らの名前が刻まれていることを忘れることはできない。**図9**に、梅野信吉と、彼の師北里柴三郎の写真を示す。

4.2 狂犬病ワクチンの特徴
── 暴露前接種と暴露後接種

狂犬病ワクチンには、他の多くの感染症に対するワクチンには見られない特徴が二つある。

その一つは、病原体が体内に侵入した後からの接種でも有効なことである。

「狂犬病はウイルスが侵入してから平均4週間以上の長い潜伏期を持っている」ことを思い出していただきたい。潜伏期の間、ウイルスは神経線維を伝って末梢から中枢（脊髄や脳）へと移動している。この間に狂犬病ウイルスに対する免疫ができれば途中でウイルスが無毒化され、発病を防ぐことができる。通常、ワクチン接種から免疫抗体がつくられるまでは2週間程度が必要となることがわかっているので、平均4週間の潜伏期間内に、発症を防ぐための最小限の量の抗体でもつくりたいところである。そのため、時間との競争になるが、咬まれてウイルスが侵入した直後に、速やかにワクチンを接種することで発病を防ぐことが可能になると期待される。これが「暴露後接種」である。「暴露」は狂犬病に感染している可能性が少しでもあると思われる動物に、咬まれたり舐められたりした濃厚な接触を指している。

暴露後接種には、用いるワクチンの種類やそれぞれの国が置かれた事情によって、接種回数、接種部位、接種量などが異なる数種類の方法がある。**図10**にWHOによる推奨法を示すが、この方法では0日目（接種初日）、3日目、7日目、14日目、30日目、90日目の6回にわたって接種することになっている。接種は、感染していると思われる動物に咬まれるなどの暴露があってから直ちに始めることが必要なため、日本人が海外で咬まれた時には、接種の初期は傷を受けた国で行い、帰国後に継続接種を受けることもできる。咬んだ動物が狂犬病ではないことが明

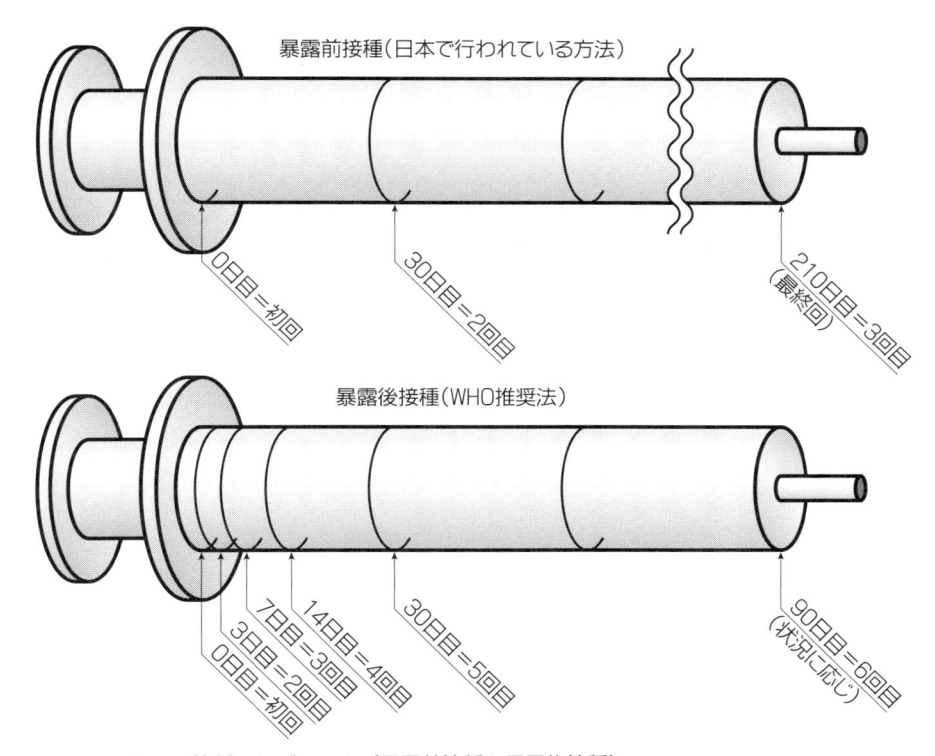

図10 ワクチン接種スケジュール（暴露前接種と暴露後接種）
暴露後接種には、WHO推奨法のほかにも、独自の接種法をとっている国もある（タイなど）。いずれの場合も、イヌに咬まれるなどの事故の後、なるべく早く初回接種を受けることが望ましい。暴露後接種では、初回接種時に免疫グロブリンの同時接種も推奨されている。

白になった時には、暴露後接種は中止してもよい。

　二つ目の特徴は、かつての狂犬病ワクチンには、他のワクチンには認められないほど強い副作用があらわれる危険性が大きい、という弱点があったことである。

　ワクチンには、予防効果があることのほか、生体に副作用を及ぼさないという条件も求められる。しかし、初期の狂犬病ワクチンは感染動物の脳を材料として製造されていた。そのため、でき上がったワクチンにも無毒化された狂犬病ウイルスだけではなく、動物の脳や神経の成分が大量に含まれていたのである。このようなワクチンを接種したヒトの体には、動物の神経に対する免疫抗体がつくられることが多い。この抗体が自分自身の脳や神経を攻撃して、重篤なアレルギー性脳炎を引き起こす確率が高かったのである。かつては狂犬病ワクチンを接種し

た人の0.1〜0.2％が重篤なアレルギー性脳炎を発症し、そのうちの10〜15％は全身麻痺を起こして死亡していた。すなわち、ワクチン接種が原因となって死亡する確率はおよそ0.02％前後となり、この確率は、イヌに咬まれる確率や、そのイヌが狂犬病に感染している確率などを考慮すると、決して低いものではない。そのため、狂犬病ワクチンは、疑わしいイヌに咬まれるなど、差し迫った必要性が発生しない限り、接種することを避けるようになったのである。

このように、狂犬病ワクチンは、咬傷を受けた後でも有効な場合が多いことと、副作用の危険性が大きいという二つの理由から、他のワクチンのように感染前に接種する暴露前接種を避けて、感染動物に咬まれた可能性の大きい時にのみ接種する暴露後接種が主流となっていた。

しかし今、この習慣は考え直す時期に来ている。

日本では1980年代になっていち早く、ヒト用、動物用ともに、組織培養細胞で増殖させたウイルスを用いてワクチンが製造されるようになっている。このようにして製造されたワクチンには、動物の脳や神経細胞が含まれる危険性は全くない。そのため、以前のワクチンに見られたような副作用が発生することもなく、他のウイルスワクチンと同様の安全性が確保されるようになっている。このため、現在では副作用を恐れて暴露後ワクチン接種にこだわる理由は全くなくなったのである。

狂犬病汚染国へ渡航する場合には、万一病犬に咬まれた時に、暴露後ワクチン接種で時間との競争に破れる危険性があることは否定できない。また、狂犬病の発病に対する不安や恐怖にさいなまれることにもなる。これらのことを考慮するなら、今や通常のワクチンと同じように、感染の前に接種する暴露前接種を積極的に検討するべきであろう。

特に、次のような方々は感染のリスクが高いと考えられるので、暴露前接種を強く勧めたい。

＊海外に渡航し、仕事の性質上動物との接触が考えられる場合（動物学者、獣医師、動物と接触のある農林関係者など）
＊医療設備の乏しい遠隔・僻地へ行く場合
＊放し飼いのイヌが多い僻地の村落を訪れたり、通過する場合
＊イヌの狂犬病が存在する地域に滞在する場合

図10には、日本で行われている暴露前接種のスケジュールも示した。

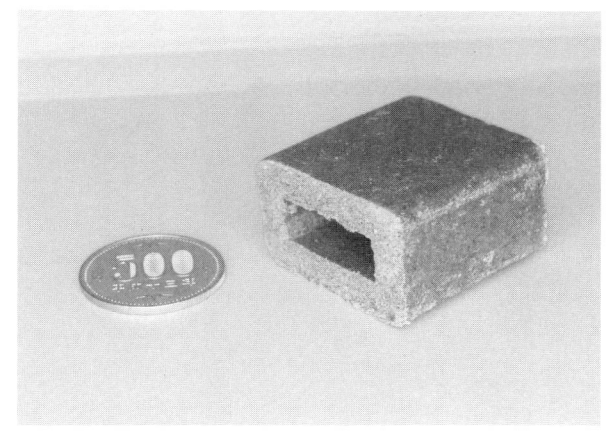

図11　経口ワクチン
アメリカ合衆国テキサス州で、コヨーテ用に用いている経口ワクチンの"餌"。餌の中央の穴にワクチンを組み込み、空中散布する（テキサス州衛生部提供）。

　ヨーロッパや北米のように森林型狂犬病が存在する地域では、野生動物の狂犬病対策に経口ワクチン（腸管から吸収されても有効性なワクチンを餌と混ぜて与える方法）が成果を上げている。これは遺伝子組換えで製造した狂犬病ウイルスのタンパク質が、食べても有効なワクチンとして使えることがわかったために製造されるようになったものである。野生動物に対しては個体別に注射することが不可能なので、この経口ワクチンに注目が集まっている。

　現在まで、遺伝子組換え経口ワクチンは、アカギツネ（ベルギー、フランス、イスラエル、ルクセンブルグ、ウクライナ）、タヌキ（韓国）、放浪犬（スリランカ）、コヨーテ、アライグマおよびハイイロギツネ（カナダ、アメリカ）に対して、実用または試用されている。

　ヨーロッパで、野生動物に対してこの経口ワクチンが応用された当初は、キツネが好むニワトリの頭を餌とし、ワクチンを混ぜ、人手に頼って散布が行われていた。しかし現在では、工場生産の餌に対象とする動物種ごとに好みの臭いと味がつけられ、飛行機やヘリコプターを利用して空中散布が行われている。

　図11に示す写真は、アメリカ合衆国のテキサス州などを中心に、コヨーテの狂犬病対策に用いられている経口ワクチン用の餌で、実際には中央の穴にワクチンを組み込んで散布されている。

第5章
日本の狂犬病

5.1 狂犬病の日本への侵入

　狂犬病はいつ頃から日本に存在したのだろうか。

　実は、それを史料をもとに正確にたどることはできない。最も古いところでは、藤原不比等が編纂した『養老律令』（757年）に「狂れ犬（たぶれいぬ）」に関する記載が見られることをもって、当時すでに日本列島に狂犬病が存在したとする見方もできよう。しかし、第3章でも説明したように、イヌはジステンパーや中毒など、他の原因によっても「狂う」症状をあらわすことがある。ここで言う「狂れ犬」が狂犬病であったか、他の疾病であったのかを科学的に判断するための証拠は残されていない。

　想像であるが、私は、少なくとも徳川五代将軍綱吉の時代（1680〜1709年）までは、江戸市中には狂犬病は存在していなかったと考えている。

　綱吉による「生類憐みの令」と呼ばれる一連の法令は、動物の取り扱いに関わる取り決めとして有名である。この法令の意図したところはさておき、これによって市民は動物の飼育に伴って生ずるさまざまな負担を避けるようになり、結果的に江戸市中にはイヌをはじめとして放浪動物が増加することとなった。予期しなかった事態に窮した幕府は、これらの放浪動物を収容するためにいくつもの広

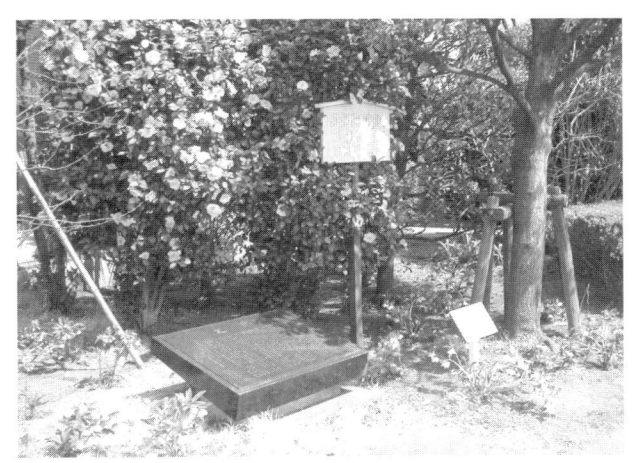

図12 イヌの「囲い場」史跡（東京都中野区）

大な収容所を設置したと記録されている。このうち、現在の東京都中野区には敷地面積が30万坪にも達する野犬収容所がつくられた。**図12**の写真は、その跡地に建てられた記念碑である。碑の解説文によると、ここには1709年の「生類憐みの令」の廃令とともにその役割を終えるまでの間、一時は8万数千頭ものイヌが収容されていたという。

　仮に、このような状況で当時江戸市中に狂犬病が存在していたとするなら、どのようなことが考えられるであろうか？　狂犬病に感染したイヌは、1カ月程度の潜伏期間の後、必ず発症する。そして、死亡するまでの約1週間程度の間に、高密度の収容所内で周辺のイヌにも感染を広げたであろうことは疑うべくもない。このようにして、感染は収容所内でイヌからイヌへと広がる。すなわち、感染したイヌが収容された時点から、数カ月を経ずして8万数千頭の収容犬集団の中で狂犬病の大発生があったはずである。しかし、収容された動物の中に狂犬病を疑わせる行動異常のイヌや、致死性の脳炎が発生したことをうかがわせる記録は残されていない。そのような疾病は発生しなかったのであろう。この時代、江戸に狂犬病感染動物が存在していたとするなら、収容された8万数千頭の中に感染犬が1頭も含まれていなかったというのは、極めて考えづらいのではないだろうか。これが、私がこの時代には江戸には狂犬病は存在しなかったと想像する根拠である。

狂犬病に関して日本で最初に医学的な記録を残したのは、本草学者野呂元丈(の ろ げんじょう)（1693〜1761年）と言われる。著書『狂犬咬傷治方』（きょうけんこうしょうちほう）（1736年）の中で野呂は、長崎の出島にオランダ人によって持ち込まれたイヌの病気がイヌからイヌへとうつり、次第に東へ、北へと広がったことを書き残している。この病気は、タヌキ、キツネ、オオカミ、ウマにもうつり、咬傷が原因となって人間にも毒が広がったとされている。現在この病気は、疫学的な状況から狂犬病らしいと考えられている。

狂犬病が日本に侵入し、江戸に到達する前に生類憐みの令が廃令になったことは、なんと幸運なことであったろうか。

5.2 明治・大正・昭和期の流行と対策

18世紀前〜中期には確実に日本に存在していたと思われる狂犬病は、明治（1868年）以降は国内各地の都市部でイヌを中心として大小の流行を起こし、ウシなどの家畜の被害も報告されるようになった。そして動物狂犬病の増加は、そのままヒトの狂犬病感染の増加に結びつくこととなった。

表12では、記録に残されている明治・大正・昭和前半期（1800年代後半〜1940年代前半）の主な流行状況と対策を、年代を追って表した。

この表に見られるように、海外から渡ってきたと思われる狂犬病は、明治以降確実に国内に広がり、これによって日本は大きな、人的、社会的損害を被ることとなった。

中でも、1925年前後に見られる動物（特にイヌ）とヒトの感染の激増には目を奪われる。この原因は、1923年に発生した関東大震災であったと考えられている。震災によって主人を失ったり、逃亡したり、捨てられたりしたイヌの多くが市中を放浪し、繁殖し、震災から1〜2年で首都圏の放浪犬の数は、それ以前の数倍に達したことであろう。このイヌ集団こそ、1925年前後に見られる大流行の温床となったものと想像される。

これに対して日本の公衆衛生関係者がとった対策こそ、第4章でも述べた、梅野信吉らによって開発されたイヌに対するワクチン接種であり、放浪犬の駆除対策であった。**表12**から読み取れる通り、これによって市中の狂犬病感染犬の数と

表12 狂犬病の流行と対策年表（明治初期〜昭和初期）

西暦（年号）	できごと
1870年（明治3）頃	東京府近辺で多数のイヌが発病。
1872年（明治5）	東京番人規則（イヌの飼い主の明記、放浪狂犬の打殺）
1873年（明治6）	東京府で大流行。長野県でオオカミが原因の狂犬病で9名死亡。
1876年（明治9）	東京畜犬規則
1881年（明治14）	畜犬取締規則（イヌの登録制度） 番人規則、畜犬規則、取締規則により飼いイヌには首輪をつけ、鎖でつなぐことが義務付けられる。狂暴なイヌ、ヒトを咬んだ野犬を殺すことが許された。しかし、狂犬病の流行は収まらなかった。
1883年（明治16）	徳島県でイヌの麻痺型狂犬病多発。
1886年（明治19）	東京で感染死亡者7名を記録
1893年（明治26）	長崎に外国人が持ち込んだイヌが原因となって九州全域へと広がり、約10年間流行する。
1893〜1894年（明治26〜27）	神奈川県、山口県でも流行。
1895年（明治28）	日本最初のヒト暴露後ワクチンが試作され、接種が開始される（長崎病院の医師栗本東明）。
1896年（明治29）	獣疫予防法の制定。イヌの狂犬病を法廷家畜伝染病に指定。感染犬の殺処分を定めた。
1897年（明治30）	イヌ狂犬病の全国集計開始。伝染病研究所（東京）でもヒト暴露後免疫開始。
1900年（明治33）	九州、山口県、東京に多発
1905年（明治38）	兵庫県で流行。原因は岡山から連れてこられた潜伏期の猟犬。この後3年間に45名が死亡。
1906年（明治39）	青森県で大流行（11名死亡。イヌ157頭、ウマ6頭が発病）。原因は、樺太からの帰国軍人が連れ帰ったイヌ。 北海道室蘭を中心に青森から連れてこられた潜伏期のイヌが原因で流行。死者21名、感染犬252頭。
1907〜1910年（明治40〜43）	青森県、岩手県、宮城県、東京、千葉県、神奈川県、山梨県、静岡県、長野県、九州全域でも流行。
明治から大正にかけて	各地の発生数が著しく増加。
1912年（大正元）	狂犬病患者発生数の公式集計開始。
1918年（大正7）	梅野信吉らによる世界最初のイヌ用ワクチンの実用化と集団予防接種開始（神奈川県）。
1919年（大正8）	東京でもイヌの集団予防接種開始。

1918～1927年（大正7～昭和2）	予防接種されたイヌは約120万頭。この間、未接種犬の発病1万5,000頭以上、接種犬の発病224頭。これに伴い咬傷によるヒト狂犬病も激減。
1922年（大正11）	家畜伝染病予防法の制定。すべての感染家畜の殺処分が決められた。
1923年（大正12年）	東京のイヌ狂犬病126頭に激減。流行の中心は大阪に移った（イヌだけで1,338頭：全国発生の約半数）
	関東大震災発生。これにより、東京とその周辺でイヌに対する管理が不行き届きになり、多数の飼い犬が野犬化したため、発生数が爆発的に増加。
1924年（大正13）	東京のイヌ狂犬病726頭に激増。大阪で600頭以上、神奈川県と兵庫県で200頭以上。全国で4,200頭以上との報告もある。
1925年（大正14）	東京（600頭）、神奈川（500頭）など関東圏の他、大阪（700頭）、兵庫（400頭）などの大都市圏で数百頭を超えるイヌが発病。
	飼い犬のワクチン接種と放浪犬の取り締まり強化（イヌ狂犬病対策の「日本法」）
1926年（大正15）以降	上記のイヌ狂犬病対策が功を奏して発生数は年々減少。
1930年（昭和5）	全国の発生数100頭以下となる。
1933年（昭和8）以降	全国で毎年1～20頭程度のイヌが発病するにとどまった。
1935～1943年（昭和10～18）	ヒトの狂犬病感染は1943年までゼロ。
	イヌの狂犬病は東京に限局し、9年間で41頭が記録されているだけ。
	日本の狂犬病はほぼ制圧されたかに見えた。

注）この表は、発生傾向を知ることを目的としていくつかの報告等を参考にして作成した。報告によって各年の発生数などに食い違いが見られる場合もあったが、ここではそのすべてを記載することはしていない

密度は急激に低下した。そして期待通り、ヒトへの狂犬病感染の危険性を押さえ込むことができるようになった。

この感染源対策はその後も徹底して進められ、ゴルチエによるワクチン開発から50年を経た1930年代には、世界で初めて、社会レベルでのイヌ対策によって、ヒトの狂犬病の征圧が達成されるかに思われた。

5.3 再流行、そして撲滅

　前項では、関東大震災が狂犬病の大流行を引き起こす遠因となったことを説明した。このように、社会的な混乱が発生すると衛生状態が悪化し、その結果各種の感染症が広がる。この経験は、日本だけではなく、古今、洋の東西を問わず繰り返されてきた。現在も世界各地で地震や津波などの自然災害のみならず、戦争や内乱などの軍事・政治・経済的な原因が引き金となって、人々は種々の感染症に曝され、命を失っている。

　これは、一時発生をゼロ近くにまで征圧することに成功した日本の狂犬病事情にも、全くそのまま当てはまった。

　1940～1950年頃、日本は第二次世界大戦末期、敗戦、戦後と大きな混乱の中にあった。多くの国民は、自分自身と家族の衣食住の確保に精一杯で、ペットの世話や衛生環境への配慮は二の次にならざるを得なかったと想像される。その結果、飼い犬の多くは主人を失い、あるいは捨てられ、あるいは十分な世話を受けられずに放浪犬と化し、人間の周辺で餌をあさることとなった。これはまさしく、都市型狂犬病が拡大するための格好の素地が形成されてゆく過程にほかならなかった。

　果たして心配された通り、1930年代には発生数がいったんゼロ近くにまで押さえ込まれた日本の狂犬病は、イヌ、そしてヒトでも明らかに増加し始め、1940年代後半には全国で年間数十名が死亡する事態に至り、さらに危機的な状況にまで増加する兆しが見え始めた。

　これに対して、公衆衛生対策に取り組む関係者は大きな危機感を抱き、当時日本を統治していた連合国軍総司令部の指示もあり、全国規模の撲滅運動を始めることとなった。そして、戦前の経験から、イヌの狂犬病対策を徹底的に行うことが、ヒトの狂犬病感染を防ぐために最も効果的であることを知っていた当時の厚生省は、再びイヌの狂犬病撲滅を中心として運動を進めた。1950年にはこの目的で新しく狂犬病予防法が制定され、飼い犬に対してはワクチン接種と登録の義務化、飼い主不明犬に対する徹底した駆除、および輸入検疫の厳格な適用を3本柱とした対策が展開されることとなった。

　この、国をあげての強力な感染源対策は期待通りの成果をおさめ、国内の飼い

犬の抗体陽性率は、イヌ集団の中での狂犬病の撲滅が可能とされる数十％のレベルにまで短期間で到達したものと思われる。

図13に、1945年以降に国内で感染死亡した患者とイヌの数を示す。この図からも明らかなように、1949年に74名、1950年に報告された54名の患者、867頭のイヌ、29頭のネコの狂犬病はその後急速に減少して、1956年に国内発生した患者1名、1956年に国内発生したイヌ6頭、1957年のネコ1頭を最後に、その後は現在に至るまで、国内での発生は皆無となったのである。すなわち、日本は半世紀にわたってヒトも動物も狂犬病の国内発生がゼロの狂犬病清浄状態にあり、現在では全国の限られた実験室を除いて、国内に狂犬病ウイルスは存在していない。

当時、私が学童期を過ごしていた札幌では、放浪犬を捕獲するために、先端に針金の輪をくくりつけた棒を持った市の衛生部の係員（であっただろう）が、路地から路地へ巡回して放浪犬を捕獲していたのを記憶している。彼らの気持ちは狂犬病撲滅の使命感に燃える一方、そのために多数のイヌを捕獲して、その多くが安楽死処分されることの切なさの狭間で揺れていたに違いない。もちろん、私たち子供にはそれは理解できず、彼らを「犬殺し」と呼んで嫌い、恐れていた。

当時このような状況は、札幌だけではなく全国で見られたことであろう。私は、日本の狂犬病対策を成功に導いた、あの最前線の先輩たちの姿をまぶたから消し去ることはできない。

このように、ヒトの狂犬病発生を抑えるために、放浪犬の駆除と飼い犬に対するワクチン接種が有効であることを示したのは、わが国が世界で最初の例であった。梅野信吉らによってこの手法が導入されて以来、実に40年近くの年月を要して、日本は狂犬病清浄状態を獲得したのであった。この手法は、その後多くの国で踏襲されることとなり、現在では、世界の都市型狂犬病対策の基本となっている。

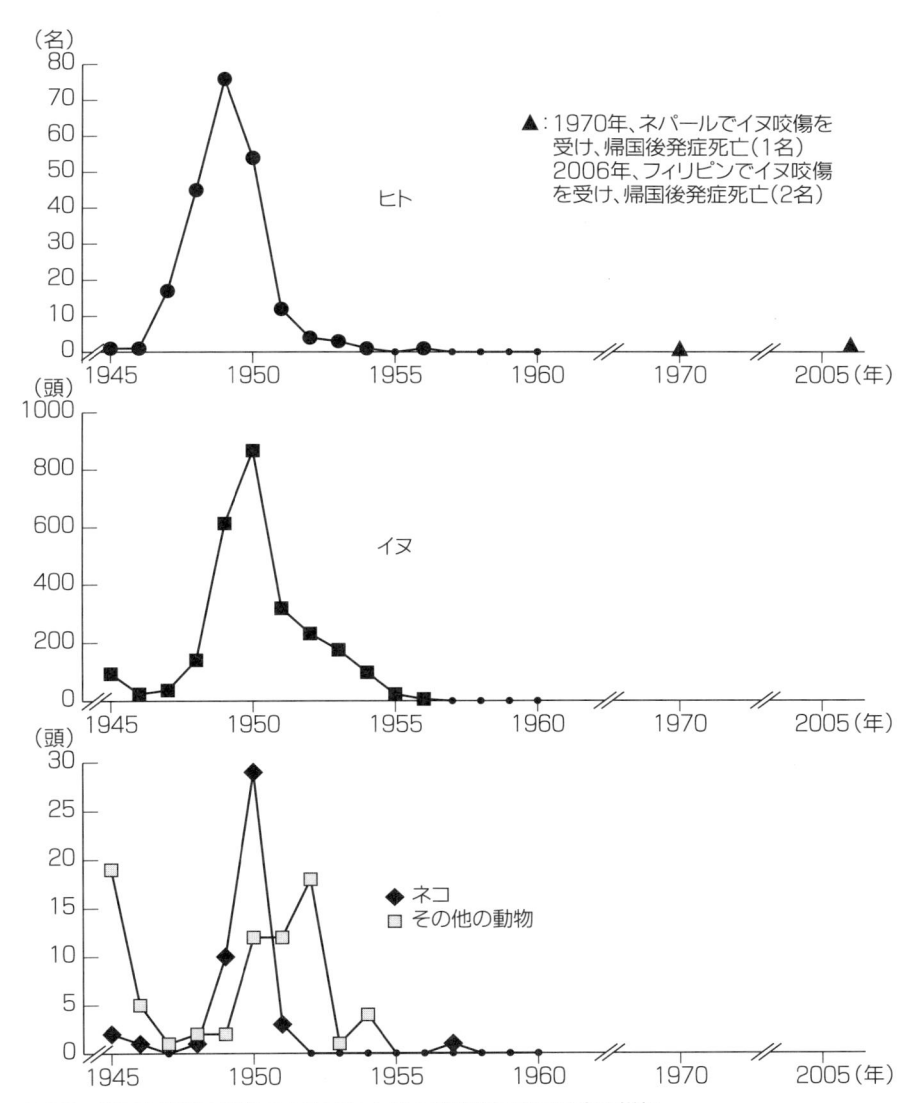

図13 第二次世界大戦後の日本のヒトおよび動物狂犬病発生の様相

ヒトと動物の狂犬病死亡数が、見事に比例していることが示されている。典型的な都市型狂犬病のあらわれ方である。たとえ発生数が少なくても、完全に撲滅されていない限り、放浪犬の間で直ちに流行が拡大し、それがヒトの狂犬病発生に直結する。従来、わが国のヒト狂犬病の国内発生は1954年が最後とされてきたが、最近、1956年に神奈川県で発生死亡した記録の存在が指摘され、国立感染症研究所の狂犬病関連情報の記事でもそれを採用している。

第6章
海外の狂犬病事情

6.1 発生数と流行地域

　現在、地球の人口の50％以上と100カ国を超える国が、狂犬病感染の危険地帯にあるとされる。WHOは、毎年加盟各国の狂犬病発生状況や対策に関する調査を行っているが、その集計によると1年間に4万5,000人から6万人が狂犬病のために死亡していると報告されている。先にも説明したように、狂犬病の確定診断を行うためには近代的な検査室が必要であり、迅速で正確な報告が行われるためには交通や通信の基盤整備が求められる。しかし、狂犬病の発生国の多くはアジア、アフリカを中心とした開発途上国にあり、こうした条件を満たすことが困難で、集められる情報にも必ずしも高い信頼を置けない場合もある。このため、実際の患者・死亡者数はWHOの公式集計を大きく上回るものと推定されている。

　世界全体の患者のおよそ80％、4万人から5万人はアジア諸国における死亡者で、流行の形態はイヌを感染源とする都市型狂犬病である。中でもインドは公式発表だけで年間およそ3万人と、群を抜いて多数の感染死亡者があり、中国がこれに次いでいる。この他、パキスタンやバンクラディッシュでも2,000人以上の犠牲者が報告されている。これ以外にも、日本近隣のアジア諸国ではほとんどの地域で狂犬病が発生し、保健衛生上の大きな問題となっている。

狂犬病による死亡数を人口に対する割合で見ると、アジアではインド（人口10万人当たり2〜4人）、バングラディッシュ（1.8人）、ネパール（0.9人）、フィリピン（0.6人）、スリランカ（0.6人）、ベトナム（0.5人）などが特に高い国として報告されている。
　アジアで発生が多い背景には、感染症一般に対する監視体制の遅れや、狂犬病ワクチンが高価で量的にも不足していることがあると指摘されている。しかし、最も大きな原因として各国に共通している問題は、感染源であるイヌ対策の遅れであろう。飼い犬とも放浪犬ともつかない数多くのイヌが、地域に定住している。狂犬病ウイルスはこれらのイヌ集団の中で維持され、ヒト狂犬病の95％はイヌが原因動物となっている。
　一方、世界にはWHOなどの国際機関によって、狂犬病清浄地として認められている国や地域もある。**表13**に掲げた国や地域である。これらの地域では、2年間以上動物やヒトの狂犬病が国内で発生していないこと、国内の監視体制が充実していること、国外からの狂犬病持ち込みを検疫によって防ぐ体制が十分に機能していることなどが求められている。しかし、このような「お墨付き」を得た国や地域の中にも、後から説明するオーストラリアのように、狂犬病とほとんど区別することのできない感染症が存在している国も含まれている。逆に、国内の限られた地域にのみ狂犬病が存在し、それ以外の多くの地域が清浄と考えられる韓国のような例も多い。
　表13からもわかるように、狂犬病清浄国（地）には、島国や半島など、周囲を海に囲まれている地域が多い。このことは、狂犬病の拡散は、感染動物がどの程度容易に移動できるかということと密接に関わっていることを示している。もちろん動物の移動は、それぞれの国の置かれた地理的状況だけではなく、社会的な状勢によっても異なってくる。

6.2 韓国と朝鮮半島

　韓国は狂犬病の撲滅と再発生を経験している（**表14**）。
　かつて韓国では、イヌをはじめとして各種の動物に狂犬病が広がっていた。これに対して、1970年代に始まったイヌのワクチン接種キャンペーンが功を奏して

表13 狂犬病の発生が見られない国や地域（清浄国、清浄地域）

	国や地域		国や地域の置かれている条件
主な清浄国（地域）	アジア	日本 台湾 シンガポール 香港 マレーシア クウェート レバノン カタール アラブ首長国連邦	島国 島国 島国 島 マレー半島
	ヨーロッパ	アイスランド アイルランド マルタ キプロス ノルウェー フィンランド スウェーデン イタリア ポルトガル ギリシャ ルクセンブルグ ベルギー スイス オーストリア	島国 島国 島国 島国 スカンジナビア半島 スカンジナビア半島 スカンジナビア半島 イタリア半島 イベリア半島
	オセアニア	ニュージーランド ハワイ、グアムなど フィジー ニューカレドニア パプアニューギニア	島国 島 島国 島国 島国
	南北アメリカ	ジャマイカ ヴァージン諸島など、 一部のカリブ海諸国（島）	島国 島国
	アフリカ	セイシェル モーリシャス バルバドス モルジブ マケドニア	島国 島国 島国
	国や地域		残された問題
主なほぼ清浄国（地域）	韓国		非武装地帯隣接地域で発生あり
	オーストラリア		オーストラリアコウモリリッサウイルスがある
	イギリス デンマーク チェコ フランス オランダ スペイン		これらのヨーロッパ諸国には、少数だがヨーロッパコウモリリッサウイルスがある。コウモリ以外の哺乳動物では感染は確認されていない
	パナマ チリ		

注）日本では、台湾、オーストラリア、グアム、ニュージーランド、フィジー、ハワイ諸島、アイスランド、アイルランド、イギリス、スウェーデン、ノルウェーを狂犬病非発生地域に指定して法律上の措置をとっているが、実際の非発生地域とは食い違いがある。

表14 韓国における狂犬病の撲滅と再発生

年代	できごと
1984年	制圧に成功
1990～1992年	イヌのワクチン接種率が平均19％にまで低下
1993年	非武装地帯隣接地域で再発生 この年のイヌワクチン接種率29％
1994年	イヌのワクチン接種率48％
1997年	動物の感染・死亡数19頭
1998年	動物の感染・死亡数60頭 この年のイヌのワクチン接種率43％
1999年	イヌ21頭、ウシ14頭、その他8頭が感染・死亡
2000年（9月まで）	イヌ10頭、ウシ11頭が感染・死亡
1993～2003年	患者5名死亡 動物（ウシ、イヌ、タヌキなど）364頭 発生地域はほとんどが非武装地帯隣接地域

　発生数は減少を続け、1985年に撲滅に成功した。その後も、イヌ対策、検疫の強化、感染症監視体制の充実を図るなど、対策の手を緩めることがなかったことから、この清浄状態が持続するかに思われた。

　しかし、1993年に非武装地帯に隣接した地域で再発生が見られ、その後発生数は確実に増加し続けることとなった。再発生した1993年から2003年までの間に、5名の患者と5種類合計364頭の動物の死亡が報告されている。動物別ではウシ（46％）とイヌ（40％）が多く、野生動物ではタヌキが圧倒的に多い。分離された狂犬病ウイルスの遺伝子解析の結果、最初の感染の源は非武装地帯を越えて北朝鮮から侵入したタヌキであろうと推測されている。現在も、非武装地帯では動物の感染症対策が行われることはないため野生動物にとっては聖域となり、隣接した地域での発生が圧倒的に多い。

　韓国において、野生のタヌキが持ち込んだ狂犬病ウイルスが比較的短時間のうちに広がり、ウイルスの維持にもタヌキが重要な役割を果たしている可能性が強いことは、日本にとって重要な情報である。かつて日本は、世界に先駆けて都市型狂犬病対策に成功した。しかし、万一野生動物の間にウイルスが拡散した場合、

つまり、森林型狂犬病が流行した場合、これまで日本が経験したことのない流行形態の狂犬病が出現することになる。その際、日本で考えられる重要な野生動物としては、朝鮮半島で見られるようなタヌキのほか、キツネ、コウモリ、そして各地で野生化して繁殖しているアライグマが挙げられる。日本の狂犬病対策関係者はこのことを強く認識し、韓国の経験から学ぶ必要があるだろう。

6.3 ロシア極東地域

　ロシアの広い国土のうち、日本が注意しなければならないのは、極東地域におけるイヌ、キツネ、そしてコウモリの狂犬病情報である。この3種類の動物は、いずれも、日本へ不法侵入または自然侵入の可能性が心配されるためである。

　このうち、**表15**に示す不法侵入のイヌによる狂犬病の持ち込みは、最も危惧される問題の一つである。海上保安庁の資料によると、北は稚内から南は沖縄まで、全国およそ60の港湾に、毎年数千隻に達するロシア船が入港している（2001年には約8,000隻、2005年には約3,800隻）。ロシア船の多くは水産物などを積んで入港し、出港時には中古自動車や自転車を積んでロシアへ帰国している。特に多いのは、**図14**に示したように、稚内、小樽、伏木富山港などをはじめとした日本海に面した港である。

　さて問題は、日本の港に入港するロシア船の多くにイヌが乗船していることである。その理由は、イヌによって船上の生活を癒すためとも、イヌを航海の守り神としているとも言われる。これらのイヌは、日本へ持ち込むための届け出が行われていないし、検疫も受けていない。そのため、接岸中に上陸させてはならないことに、法律上はなっている。しかし実際には、散歩などのために不法に上陸させることは頻繁に行われ、上陸させたイヌが咬傷事故の原因となったことも知られている。さらに、上陸させたイヌが逃亡したり、出港時に置き去りにされるケースもあると言われる。

　では、このようにしてロシア極東地域から不法上陸したイヌによって狂犬病が持ち込まれる恐れはないのだろうか？

　実はその可能性は大いにある、と言わざるを得ない。ロシア極東地域では毎年約10頭のイヌが狂犬病を発症し、死亡していると報告されている。この地域で飼

表15 ロシア船入港状況と不法上陸犬の数

年	全国の合計入港数（隻）	計算上の不法上陸犬数（頭）	そのうちワクチン未接種と推定されるイヌの数（頭）
2001	7,980	1,600	320
2002	5,097	1,020	200
2003	5,364	1,070	210
2004	4,751	950	190
2005	3,797	760	150
2006	2,393	480	100

注）入港数は『海上保安庁統計年報』第52～57巻による。不法上陸犬数とワクチン未接種犬数はロシア船を対象としたアンケート（稚内保健所）に基づいて推定した。

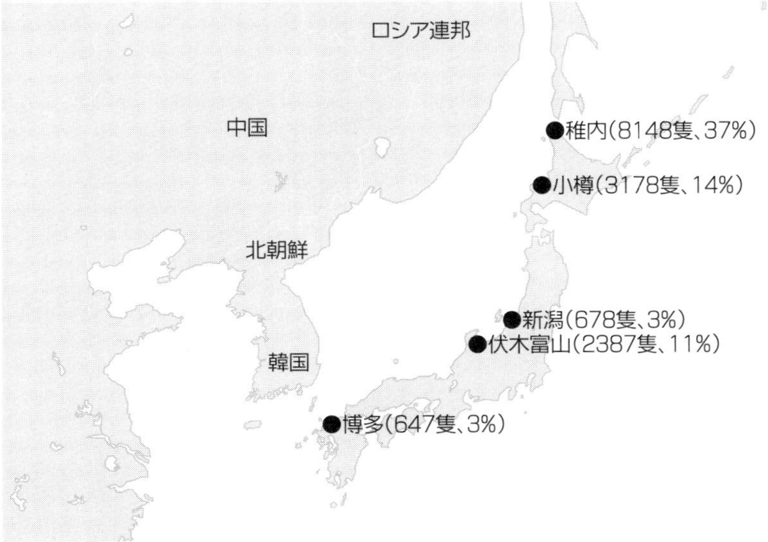

図14 ロシア船入港数の多い港湾

2002年1月1日から2006年12月31日までの5年間に入港したロシア船数合計の上位5港湾を示した。5年間に日本国内に入港したロシア船は計21948隻であった。（　）内は、各港湾における5年間の合計入港数（隻）、日本国内における入港割合（％）である。油濁損害賠償保障法の改正（2003年）によって100トン以上の船には保険契約を義務づけるようになった結果、小型船の多いロシアからの入港は減少傾向にある。
(海上保安庁統計年報、第53～57巻「港別外国船舶入港状況」より作成)

育登録されているイヌの狂犬病ワクチン接種率は約25％と公式発表されているが、未登録のイヌを含めると実際の接種率はさらに低く、狂犬病の発生数も報告数より多いと懸念される。

　1997年と1999年に北海道稚内保健所がロシア船を対象にアンケート調査を行っている。それによると、入港したロシア船の約6割にイヌが乗船し、その2割は狂犬病ワクチン未接種で、接岸時に3分の1は不法に上陸しているとの回答が寄せられている。仮に、このアンケートの回答が実態を正確にあらわすものであるとするなら、日本には、狂犬病流行地であるロシア極東地域から、2001年から2005年の間に、感染の可能性が否定できないイヌが毎年150〜320頭も不法上陸していたと計算されるのである。さらに、通常、この種のアンケートでは、ワクチン接種率は実際より高く、不法上陸の率は低く解答されるであろうことも大いに考えられることである。これを机上の計算とやり過ごすことができるであろうか。まさしく「狂犬病はいつ日本に再上陸しても不思議ではない」危機が日常的に発生しているのである。

　一方、野生動物で特に注意しなければならないのは、流氷に乗って漂着するキツネである。しかし、狂犬病感染キツネが流氷に乗って日本に漂着、などという夢のような話は本当に起こるのだろうか？

　事実は小説より奇なり。過去に、このようにして日本に持ち込まれた感染症が、実際にある。現在、北海道でキタキツネからヒトに寄生虫が原因となって感染して大きな問題となっているエキノコックス症である。この経緯については、次の狂犬病侵入のシミュレーションの章で、ややくわしく説明することとしよう。

6.4 中国

　中国は世界でインドに次いで狂犬病が多発している国である。発生数は2000年前後から著しく増加し、狂犬病による死亡者は公式発表だけで2002年に1,122名、2003年に1,980名、2004年に2,600名以上と、爆発的とも言える増加を記録している。2006年には結核やエイズによる死亡者数をはるかに上回り、最も多くの犠牲者を出している感染症となった。発生地域は中国全域に渡っているが、特に南部の貴州省、湖南省、広西省、広東省、湖北省などでの発生が多い。

このような狂犬病増加の最大の要因に、イヌの飼育数の増加が挙げられている。毛沢東時代の中国では、ペット犬の飼育は中産階級の堕落した習慣として遠ざけられていた。しかし近年は、生活レベルの向上、飼育への関心の高まり、飼い犬の登録料金の引き下げなどを背景にペット犬の飼育が一般化し、2000年代に入って1億5千万頭以上のイヌがペットとして飼育されるようになった。しかし一方では、このようなペットブームの陰で多数のイヌが捨てられて放浪犬となり、狂犬病増加の素地が形成されてきたと言えよう。
　また、イヌ狂犬病の多発地域がイヌ肉生産地域と重なっている例が多いことから、狂犬病増加の原因はペット用のイヌの増加とともに、食用に飼育されているイヌに対する取り組みの遅れにあることを指摘する研究者もいる。

6.5　台湾

　台湾は島国であることの利点を生かしてイヌの狂犬病撲滅対策を押し進め、1959年以降は、動物もヒトも国内での発生はない。しかし、飼い犬のワクチン接種率は38〜44％程度と低いレベルにあるなど、国民の間に狂犬病に対する理解が高いとは言えない状況が形成されていることが心配されている。このように、台湾の狂犬病に関する状況は日本と共通している点が多い。なお、台湾はWHOへの加盟が許されていないため、WHOの集計する狂犬病情報や日本の厚生労働省が発信する狂犬病情報からは実情を知ることはできない。

6.6　フィリピン

　フィリピンでは、2001年から2005年の間、毎年250〜300名程度の患者が報告されているが、このうちの98％は感染原因がイヌで、残りがネコである。人口10万人当たりの狂犬病発生数は、西太平洋地域では中国と並んで多いとされる。イヌに咬まれて暴露後接種を受ける患者の数は年間1〜4万人に達している。
　フィリピン政府は、イヌのワクチン接種と放浪犬対策を充実させて2020年までに狂犬病を撲滅したいとしている。しかし、7,100以上の島々から成る国であると

いう地理的状況が、狂犬病対策の推進に有利に働く場合と困難をもたらす場合とがある。各島々のイヌ集団が他の島のイヌと接触することがないという利点がある一方、遠隔の孤島へ対策を行き渡らせることに困難が生ずるためである。

最近の調査において、南部のミンダナオ島に生息しているユビナガコウモリ（食虫コウモリの1種）がオーストラリアコウモリリッサウイルスを保有している可能性が指摘されている。このウイルスは、リッサウイルスの中でも狂犬病ウイルスに特に近縁で、ヒトに対する病原性も強く、致死的な脳炎を起こすことから、オーストラリアでは狂犬病と同じ扱いを受けて警戒されている。

なお、2006年11月と12月に相次いで日本で発生した帰国後発病死亡（輸入感染）の患者2名は、いずれもフィリピンでイヌによる咬傷を受けて感染したことがわかっている。

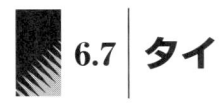

6.7 タイ

タイにおけるヒト狂犬病の原因は八十数％以上がイヌによる咬傷で、他の国々と同様に、被害者には子供が多かった。しかし、イヌに対するワクチンの集団接種や不妊手術対策が功を奏して、2000年前後以降は感染犬数、患者数ともに劇的に減少し、近年では、首都バンコクでは年間1名程度の発症死亡にまで減少してきた。

暴露後ワクチン接種は、年間20万件程度行われていると言われる。これに用いられるワクチンは副作用のほとんど発生しない組織培養ワクチンで、WHOの推奨方法とは異なる独自の方法によって接種されている。この方法は、少量のワクチンを数カ所の皮下に分けて接種する方法で、これによって用いるワクチンの総量がWHO法に比べて少量で済むために接種を受ける側の費用負担が軽減され、これが接種率の向上に結びつき、発症者の減少に大きく貢献しているとされる。

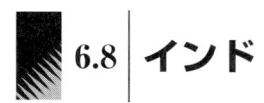

6.8 インド

インドにおける狂犬病による犠牲者は、インド政府からWHOへ報告されている

死者数だけでも毎年約3万5,000名で、世界全体のおよそ80％を占めている。しかし、この数字はインド政府や自治体が管轄する公営病院における死亡者だけを集計したものとされる。インドでは狂犬病は届出感染症として指定されていないこともあり、私立病院や家庭での死者数は政府の統計には反映されていないし、したがって、WHOへも報告されていない。実際の感染死亡数は、公式発表をはるかに上回ると推定してよい。

このように、多数の犠牲者が出ている原因としては、インドでは感染源となるイヌに対して対策がほとんど行われていないことが最も大きいと思われる。広がるスラム街や放置されるゴミは、放浪犬にとっては住みかと、繁殖の場所と、餌を確保するための格好の環境となっている。その結果、放浪犬の数は2004〜2005年には2,500万頭に達したと推定されている。これを反映してイヌによる咬傷も年間2,200万〜3,500万件に増加し、これが狂犬病発生の背景になっている。

これに対してインド国内の研究者や行政担当者の間には、他の国の実績からも、イヌに対するワクチン接種が効果をもたらすものと期待する声が大きい。しかし、日本や西ヨーロッパ諸国が都市型狂犬病を駆逐するのに成功したのは、イヌに対するワクチン接種はもちろんのこと、飼い犬の登録や放浪犬の収容など、広範なイヌ対策を実施したことが背景にあることを見逃してはならない。ワクチン接種が有効であるとの認識自体は正しいが、同時に、放浪犬の餌となるゴミ対策やスラム街での一般的な衛生環境を確立して放浪犬の駆除を行う必要があるだろう。これらの対策とワクチン接種の両方が国や自治体のレベルで推進されて初めて、都市型狂犬病の征圧の第一歩が踏み出されることになる。

なお、インドでは、暴露後ワクチン接種には、主に感染動物の脳を材料とする旧来からの神経組織ワクチンが用いられている。しかし、すでに説明したように、このワクチンは副作用を引き起こす危険性が高いことを忘れてはならない。

このように、インドにおける狂犬病の流行状況と、用いられているワクチンの安全性は、他の国における状況に比べて特に心配な材料が多い。このため、日本からインドへの渡航者に対しては、渡航期間の長短にかかわらず、出発前に日本国内で安全なワクチンを接種しておくよう、強く勧めたい。

6.9 オーストラリア

　オーストラリア政府は「オーストラリアに狂犬病は存在しない」と発表している。また、これを受けて日本でも厚生労働省や検疫所等の公的機関は「オーストラリアに狂犬病は存在しない」としている。しかし、これはオーストラリアを訪れる者にとって、実に不親切な内容である。

　正確には、「狂犬病ウイルスによる狂犬病は存在しないが、オーストラリアコウモリリッサウイルスによる狂犬病（に酷似した感染）が存在する」と言うべきである。

　このウイルスは、リッサウイルスの仲間では特に病原性や抗原性が狂犬病ウイルスによく似ている。しかし、遺伝子の配列は狂犬病ウイルスと100％同じではない。オーストラリア政府はそれを根拠にオーストラリアに狂犬病は存在しない、と主張しているのである。

　しかし、その説明を鵜呑みにしてはならない。事実、オーストラリアではこのウイルスの感染によってこれまでに2名が狂犬病に酷似した症状で死亡している。また、ウイルスを保有しているコウモリとの接触によって狂犬病（とよく似た致死的感染）を引き起こす可能性があるとして、200名以上に対して狂犬病免疫グロブリンとワクチンを用いた暴露後予防措置を実施してきたのである。このように、このウイルスに対してオーストラリア国内でとられている感染予防対策は、他の国が行っている狂犬病対策と基本的に変わるところがない！　のである。オーストラリア政府が、自国民に対してはオーストラリアコウモリリッサウイルスの存在と、狂犬病対策の必要性についてキャンペーンを行っていることは言うまでもない。

　図15には、オーストラリアコウモリリッサウイルス感染による患者の死亡が確認された地と、ウイルス保有コウモリ種の生息地域を示す。

　オーストラリア農林水産省の調査では、オーストラリアコウモリリッサウイルスはアカオオコウモリなど4種類のオオコウモリ（フルーツバット）とヒナコウモリ科の食虫コウモリが保有していることがわかっている。ウイルスの保有率は、コウモリ種や生息地によって異なるが、1～10％の割合であった。感染源となるコウモリは南部のメルボルンからオーストラリア北部にかけて、グレートバリア

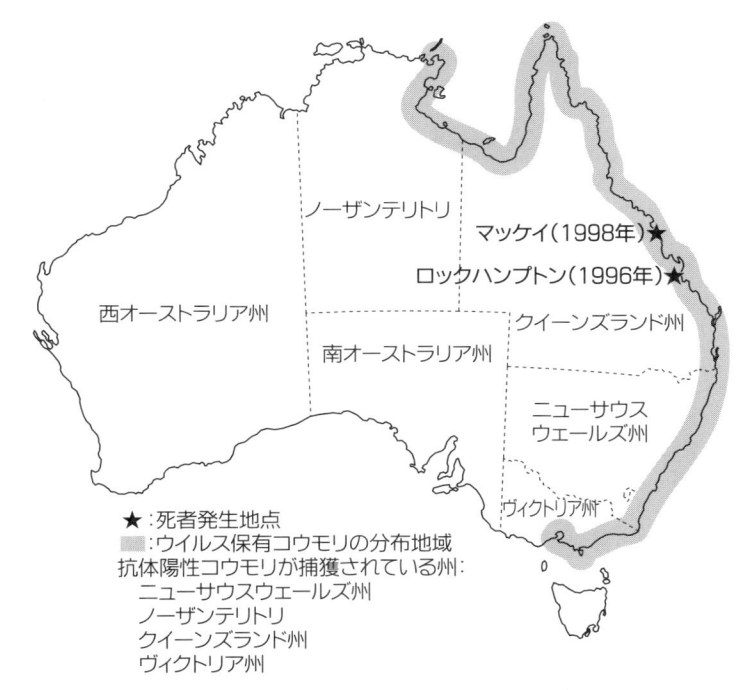

図15 オーストラリアコウモリリッサウイルスの分布

　★：死者発生地点
　▨：ウイルス保有コウモリの分布地域
　抗体陽性コウモリが捕獲されている州：
　　ニューサウスウェールズ州
　　ノーザンテリトリ
　　クイーンズランド州
　　ヴィクトリア州

ーリーフや東海岸沿いに多数生息し、大都市でも住宅街や公園に群生して町の名物となっているところもある。

　このウイルスによるヒトの感染死亡例は1999年以降報告されていないが、インターネットを介した速報医学情報（ProMed情報、p.169の付録③を参照）では2004年に子供を襲ったオオコウモリがこのウイルスを保有していたとの記事が流れるなど、決して感染の危険性が消え去ったわけではない。観光等でオーストラリアを訪れる場合も、狂犬病予防に関して決して無防備ではいられないことがわかる。また、このような正確な事情を承知している厚生労働省や検疫所等の公的機関には、自国民の利益のために必要な情報をわかりやすく提供する役割が求められる。

6.10　その他のアジア・太平洋地域

アジア・太平洋地域で日本と台湾以外に狂犬病の発生がない国（地域）と考えてよいのは、シンガポール、ニュージーランド、香港、およびグアムやハワイなどの島嶼地域である。それ以外の国や地域では、発生数や発生状況に差はあるものの狂犬病存在地と考えておくべきであるが、オーストラリアでは地上哺乳類が原因となった狂犬病の発生はないこと、韓国は非武装地帯を除けば清浄国であることなど、国や地域によって個別に判断しなければならない場合も多い。

6.11　ヨーロッパにおける狂犬病の歴史と現状

ヨーロッパの狂犬病を語るうえで、キツネにおける狂犬病の広がりと征圧の歴史は、ぜひ触れておきたい事柄である。

ヨーロッパでは、狂犬病ウイルスの保有動物種が時代とともに変化し、動物の生息区域に合わせるように、狂犬病汚染地域も移動してきた。20世紀初頭にはオオカミや放浪犬の数が減少し、これによってヨーロッパ中央部は一時ヒトの狂犬病発生が見られなくなった。この時期、ウイルスは野生齧歯目動物の間で保持されていたとの説もある。

その後、1940年前後にソ連―ポーランド国境付近でイヌからキツネに感染したとされる狂犬病が、60年間にわたって、ヨーロッパ大陸を北東部から南西に向かってキツネの間に拡散することとなった。野生のキツネ集団の中では、狂犬病感染の前線はキツネの群れから群れへと1年間に25〜60kmの進行速度で広がり、1940年代にポーランドからドイツへ、1966年にはベルギーとルクセンブルグへ、1967年にはスイスへ、1968年にはドイツからフランスへ、1974年にはオランダへ、そして1980年代にはイタリア北部へと侵入した。大きな河川、湖、高い山脈などがあるとキツネの移動や群同士の接触が制限されるため、狂犬病の拡散も停滞した。

これに対して、当初ヨーロッパの国々がとった対策は、ウイルス保有動物となるキツネの生息数を減らすことであった。この方法は1990年代の中期まで続けられ、その間、巣穴にいるキツネをいぶり出すために用いる薬剤購入に補助金を出

したり、殺したキツネ（の尾）に賞金を出すなどの方法がとられた。しかし、これらの方法ではキツネの生息数を減らしたり、狂犬病発生を食い止めることはできなかった。2000年にはヨーロッパ全域で8,155頭の動物狂犬病が確認されたが、このうちの72%が野生動物で、中でもキツネとタヌキがそのほとんどを占めていた。

現在、ヨーロッパの国々では、キツネの好む餌に狂犬病ワクチンを仕込み、空中から生息地域に散布する方法によってキツネの感染を防ぐ対策が中心となっている。感染防御能を獲得した個体の割合を増やすことで、キツネ集団内での流行に歯止めをかけようというものである。これに用いるキツネ用経口ワクチンは、1978年にスイスで行われた野外試験で効果が認められ、1980年代以降多くのヨーロッパ諸国で採用されるようになった。1978年から1999年の間に、ヨーロッパ各地に散布された経口ワクチンは1億5千万個以上に達したとされている。

このようにして採用され、散布された経口ワクチンは極めて大きな成果をもたらすこととなった。1980年代には2万頭いた感染キツネが、20年後の2000年には6,000頭にまで減少したと推定されている。その結果、**表16**に示すように、ヒトへの感染は大きく減少し、2000年代に入って、ヨーロッパ全体における狂犬病患者の発生は年間数名以下が記録されるにとどまっている。現在、ヒト狂犬病の原因となっている動物は、東ヨーロッパや中東との境界地域ではイヌ、中～東ヨーロッパでキツネ、北～東ヨーロッパでタヌキが多い。

ヨーロッパには、少数ながらヨーロッパコウモリリッサウイルス（1型、2型）による狂犬病に酷似した感染が発生している。原因コウモリの1種であるコウラ

表16　ヨーロッパにおけるヒト狂犬病の発生状況（2000～2004年）

発生国＼年	2000	2001	2002	2003	2004	計（名）
イギリス	0	0	1	0	0	1
ウクライナ	0	0	1	2	0	3
ラトビア	0	0	0	1	0	1
リトアニア	1	0	0	0	1	2
ルーマニア	1	0	0	0	0	1
ロシア（ヨーロッパ圏）	7	10	5	3	12	37
計（名）	9	10	7	6	13	45

出典：H. Bourhy et al.（2005）

イクビワコウモリやヌマホオヒゲコウモリは、ヨーロッパ全域に広く生息しているだけでなく、強風に飛ばされたり、渡りなどによって長距離を移動して感染を飛び火させることも示唆されている。表16に示した2002年に発生したイギリスの狂犬病も2型ヨーロッパコウモリリッサウイルスが原因の狂犬病であり、イギリス政府はこれを狂犬病として発表している。

6.12 フランスの経験

　フランスでは中世以降、イヌ、オオカミ、キツネなどに狂犬病が広がり、周囲の人間に対する感染源となっていた。1878年には、パリだけでも500頭以上のイヌが発症し、24名が咬まれて死亡した。この数字に驚いたパリ市当局は、市内で数千頭のイヌを捕獲し、殺処分したと記録されている。

　こうした中、1881年にリヨン獣医科大学の教授ゴルチエによって動物用ワクチンが開発され、次いでパスツール研究所の創始者であるパスツールによって、感染動物に咬まれた後でも有効なヒト用のワクチンとして応用された。1884年であった。このように、フランスは動物用、ヒト用ともに狂犬病ワクチンの開発国として歴史上重要な国であるが、この二人の業績がフランス国内の動物間流行やヒトへの感染を終息に導くには、なお時間を要した。

　第一次世界大戦終結（1918年）当時のフランスでは、年間4,000頭を超えるイヌの狂犬病が記録されている。これに対してフランスは、1920年代から日本で梅野信吉らが採用して成功した方法、すなわちイヌに対するワクチン接種を徹底することでヒトへの感染を減らす対策を採用した。これによってイヌの狂犬病発生数は1950年代に入ってようやく二桁にまで減少させることができた。さらにこの対策を徹底して、国内からイヌなどを原因とする都市型狂犬病が撲滅されたのは1950年代後半であった。

　しかしその後、撲滅された都市型狂犬病に代わって、思わぬ形で森林型狂犬病の侵入を見ることとなった。1968年、ドイツ国内で発生していたキツネの狂犬病がドイツ・ザール地方との国境を超えてフランスに侵入したのであった。このキツネの狂犬病はフランス国内の野生キツネの間に広がり、1990年にはパリやリヨンにも迫る勢いで広がった。この間、さまざまな対策が試みられたが、当初はキ

ツネを捕獲したり繁殖を制限することにより生息数を削減することが目標とされた。しかし、1986年から1995年の10年間にわたって試みられたこの方法は、ほとんど成果を上げることはなかったのである。

対策を成功に導いたのは遺伝子組換え技術でつくられた、食べて有効なワクチン、すなわち経口ワクチンの採用であった。この経口ワクチンをキツネの生息地域に散布して、それを食べたキツネに狂犬病に対する抵抗性を獲得させ、キツネ集団の中での流行に歯止めをかけようという戦略である。この目論見は見事に成功し、感染キツネが摘発される地域は次第に狭まり、最後は侵入地であったドイツ・ザール地方との国境まで後退した。1998年12月にドイツ・ザール地方との国境から1kmの場所で狂犬病に感染・死亡したネコが発見され、キツネ由来のウイルスによる感染であることがわかったが、これを最後に、フランスではヒトにも動物にも狂犬病の発生は見られていない。

その後2年以上の期間をおいて、2001年4月、フランス政府は、世界に向けて公式に狂犬病の再撲滅を宣言することができた。ゴルチエとパスツール以降、世界の狂犬病研究をリードし続けてきたフランスでさえ、再び侵入してきた狂犬病の征圧に30年以上を要したことになる。この間、イヌをはじめとした飼育動物に対するワクチン接種、監視活動、実験室診断の充実などに数百億円の費用が注ぎ

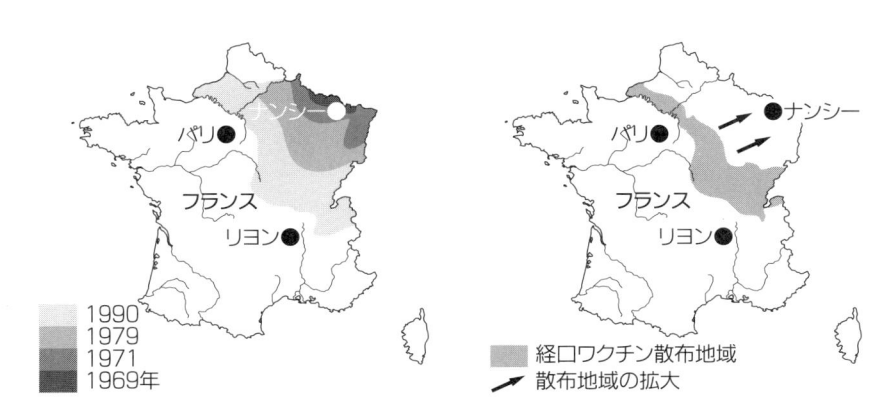

図16　フランスにおけるキツネ狂犬病の再侵入と拡散、そして再撲滅
1968年、ドイツ国境からフランスに侵入したキツネ狂犬病は首都パリに迫る勢いで拡散したが、遺伝子組換え技術で作成した経口ワクチンによって、1998年に再撲滅に成功した。
出典：B. Toma（2005）

込まれたとされる。また、今も、ドイツとの国境から数十kmにあるナンシー市にはフランス食品医薬品安全機構の狂犬病検査センターが置かれ、キツネなどの野生動物の狂犬病発生を注意深く監視し続けている。

図16に、フランスでのキツネ狂犬病前線の進行と、その征圧の様子を示す。

このように、都市型狂犬病の撲滅によって獲得した狂犬病清浄状態に野生キツネの狂犬病が侵入し、曲折を経た後、再びそれを撲滅したフランスの経験に学ぶところは多い。先にも述べたように、日本にも、キツネ、タヌキ、コウモリ、野生化したアライグマなど、多数の森林型狂犬病の感染源となりうる動物が生息しており、いったん森林型狂犬病が侵入すると、感染が広がる下地は十分に整っているからである。

6.13 イギリスの経験 ── PETS（ペット・トラベル・スキーム）とリッサウイルス感染

1700年代から1800年代後半にかけての産業革命の時期、イギリスでは都市部への労働力の集積が起こり、これによって住環境が著しく悪化することとなった。このことは、他の国でも見られたように、放浪犬の増加を招き、その結果イヌの狂犬病の多発、そして、ヒトの狂犬病の増加につながった。

このように、イギリスにおけるヒトの狂犬病の原因動物は、ほぼすべてがイヌであった。この時期、貧困層に対してはイヌを飼育することを許可しないなどの狂犬病対策もとられたが、1886年から1898年の間に160名以上の国内感染患者が記録されている。1886年から1903年の間の動物狂犬病は3,056頭で、このうちイヌ以外には2頭のシカが含まれているのみであった。このような狂犬病の流行に対して、イギリス政府はイヌを対象とした、次のような厳格な感染源対策を実施して成功を収めた。

まず、いったん国外からのイヌの輸入を完全に禁止した。これによって新しい感染犬の侵入を防いでいる間に、国内のすべてのイヌに口輪をはめるなどの厳重な措置を講じた。そのうえで、国内のイヌに対する監視を強化し、6カ月間にわたって狂犬病の発病の有無を観察した。すでに感染して潜伏期にあったイヌは、この6カ月の観察期間内に発病して死亡したが、口輪をはめられているためヒトやその他の動物に感染を広げることはなかった。このように、期間を限った輸入

禁止と国内監視の強化によって国内のイヌ狂犬病の発生は激減し、その結果、1901年に発生した国内感染患者を最後に、ヒトの狂犬病の国内発生は見られなくなった。対策の成功には、流行が完全な都市型であったことと、国土の周囲を海に囲まれてヨーロッパ大陸からの陸棲動物の直接の侵入がなかったことなどの背景があったことが挙げられよう。

しかし、このようにイギリス当局が導入した厳格な輸入検疫も、一時手続きが緩和されたために動物の不法持ち込みを許すこととなり、その結果、狂犬病が再発した経緯がある。それは1918年に第一次世界大戦からの帰還兵が検疫を経ずにイヌを連れ帰り、そのイヌが狂犬病の潜伏期であったために入国後に発病したのであった。これが引き金となって、イギリスは再び動物狂犬病の流行に見舞われた。この流行に対しては、飼い犬に対する口輪の装着と繋留、および放浪犬の捕獲対策を厳重に施行することで対抗することになった。これによって4年後の1922年に再び征圧することができたが、その間に、イヌ312頭、ウシ8頭、ブタ3頭、ウマ3頭、ヒツジ2頭の感染が引き起こされている。この時、感染し発症して死亡する患者があらわれなかったことは、まさに不幸中の幸いとしかあらわすことのできない大きな動物間流行であった。

これ以降、イギリスでは輸入検疫を強化し、国外からの新たな侵入を防ぐためにイヌの輸入規則を制定して6カ月間の隔離検疫期間を設け、隔離中は獣医師の管轄下において症状の発現を厳しく監視することとした。このイギリスによる輸入犬対策は、世界で最も厳格な制度の一つとされていた。

2000年以降はPETS（ペット・トラベル・スキーム）と呼ばれる新しい方式が取り入れられ、より合理的な侵入阻止対策が講じられている。**図17**に示すように、PETSでは、日本、ニュージーランド、西ヨーロッパなど狂犬病対策の先進国から輸入され、かつ狂犬病感染のないことが輸出国政府によって獣医学的に保証されたイヌとネコに限って、マイクロチップで個体識別が行われていることを確認したうえで、無検疫での輸入が許されるようになった。しかし、この条件を一つでも欠く動物に関しては、従来と同様に6カ月間の検疫を求めている。

このような強い規制が功を奏して、2001年までのほぼ1世紀の間、イギリス国内でヒトの狂犬病感染は発生しなかった。その間に海外でイヌに咬まれるなどによって感染した患者が、帰国・入国後に発症した輸入例が22名報告されているのみである。

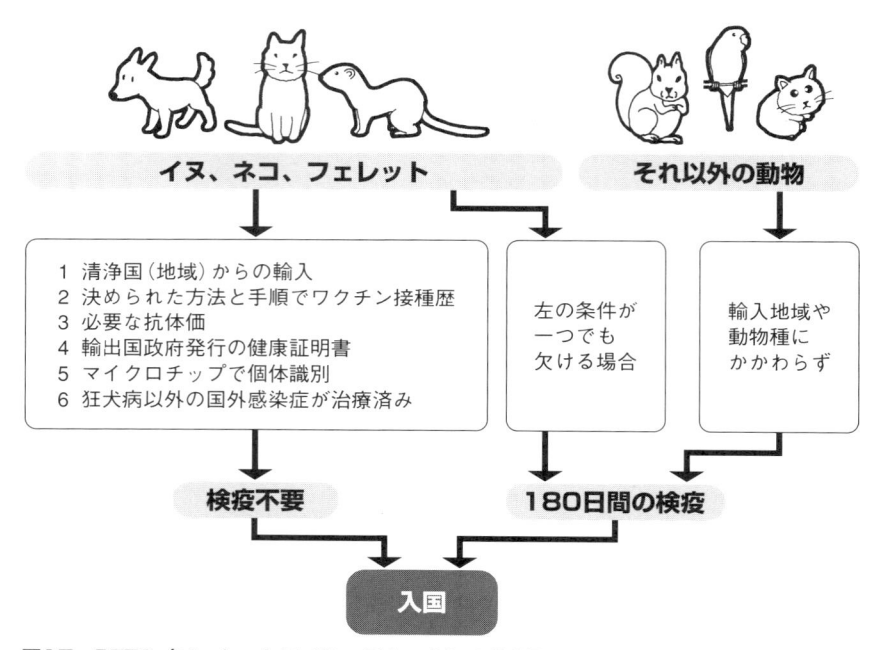

図17　PETS（ペット・トラベル・スキーム）の仕組み
PETSはイギリスで行われている輸入動物による狂犬病持ち込み対策で、合理的な侵入阻止対策と言える。

　しかし、2002年、イギリス国内に大きな衝撃が走った。コウモリの保護活動をしていた男性が、ドーベントンコウモリに左手薬指を咬まれて狂犬病を発症したのであった。100年ぶりに国内で感染したヒトの狂犬病であった。原因となったウイルスはコウモリが保有していた2型ヨーロッパコウモリリッサウイルスであった。当初このコウモリはヨーロッパ大陸から渡りや強風に乗って飛来したものと考えられた。イギリスとヨーロッパ大陸との間のドーバー海峡は最も狭い部分で約35km程度で、コウモリが飛来しうる距離として、十分短い距離である。しかしその後の調査では、イギリス国内のドーベントンコウモリも、感染率は低いもののこのウイルスを保有していることもわかってきた。

6.14 南北アメリカにおける狂犬病の特徴とその対策

　中南米の狂犬病の特徴の一つは、かつてはヒトの感染原因の大半がイヌによる都市型狂犬病であったものが、最近では血吸いコウモリが原因となる森林型狂犬病が多くなっていることである。この地域では、年間平均10万頭以上ものウシが血吸いコウモリが原因の狂犬病で死亡しており、酪農業に与える経済的な打撃も大きい。また、ウシが犠牲になって収入源が絶たれることのみならず、対策に必要なワクチンや免疫グロブリンの接種、実験室診断、医学・獣医学関係の費用、スタッフの教育、広報啓発キャンペーン、患者や家族の労働時間の減少、副作用対策の費用などを見込むと、莫大な経済的負担を強いられていることになる。

　アメリカ合衆国では、イヌを主な感染源とする都市型狂犬病は、イヌに対するワクチン接種を義務付けるなどの対策によって1960年頃から極めて少数になった。しかし、最終的にイヌ狂犬病の撲滅宣言が出されたのは2007年9月であった。現在では、コウモリ、アライグマ、スカンク、コヨーテ、キツネなどの野生動物の間に感染が残っている。ヒトの感染死亡も、20世紀前半までは年間100名以上が記録されていたが、1990年代には年間1～2名にまで減少してきた。

　表17に、2005年にアメリカ合衆国で報告されたヒトと動物の狂犬病の発生数を示す。

　1990年以降、アメリカ合衆国でヒトの狂犬病の原因となっているウイルスは、遺伝子解析の結果から、70％以上が食虫コウモリ由来であることが明らかになっている。しかし、コウモリに咬まれたり傷を受けたことを自覚している患者は少ない。その原因として、コウモリに咬まれるのは夜間寝ている時が多いこと、コウモリ自体が小型の動物であり歯も小さいため咬み傷が目立たないことが考えられる。しかし、コウモリからの感染経路に関しては未解明の点も多く、アメリカ合衆国連邦政府や州政府では、コウモリとの接触に対して十分注意するように繰り返し広報活動を行っている。**図18**に示すのは、アメリカ合衆国疾病管理・予防センター（CDC）がコウモリ狂犬病予防に関する知識を普及し、その予防を呼びかけるために発行しているパンフレットである。

　アメリカ合衆国の狂犬病対策で、コウモリとともに重要な動物にアライグマが

表17 アメリカ合衆国におけるヒトおよび動物の狂犬病発生状況（2005年）

			発生数
ヒト（患者数）			1名
動物	飼育動物	ネコ	269頭
		イヌ	76
		ウシ	93
		ウマ・ラバ	47
		ヒツジ・ヤギ	9
		その他	0
		飼育動物合計	494
	野生動物	アライグマ	2,534
		スカンク	1,478
		コウモリ	1,408
		キツネ	376
		齧歯目・ウサギ目	29
		その他	98
		野生動物合計	5,923
動物合計			6,418頭

出典：J. D. Blanton *et al.* (2006)

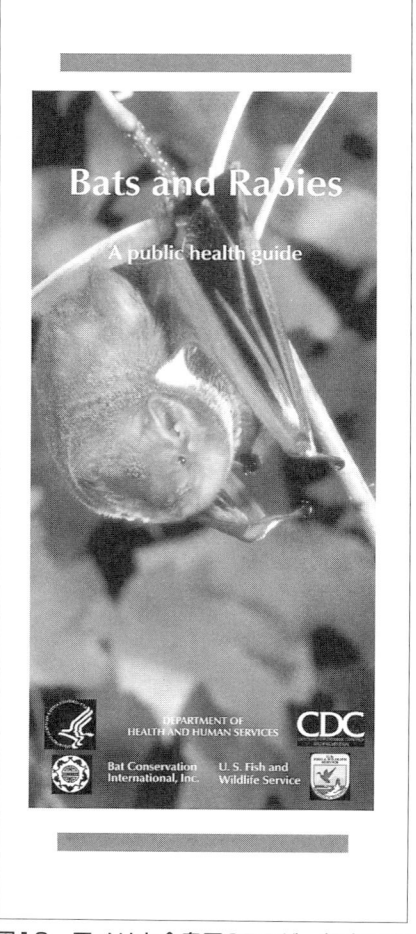

図18 アメリカ合衆国CDCが一般市民向けに発行しているコウモリ狂犬病予防の呼びかけパンフレットの表紙

ある。**表17**（2005年）に示すように、発生が確認されている狂犬病感染動物のうち、約40％がアライグマであり、この割合は2000年以降ほぼ同様である。このように、アライグマの間に広がった狂犬病ウイルスは、ついに2003年にはヒトへの感染を起こしたことも確認されている。

第6章 海外の狂犬病事情

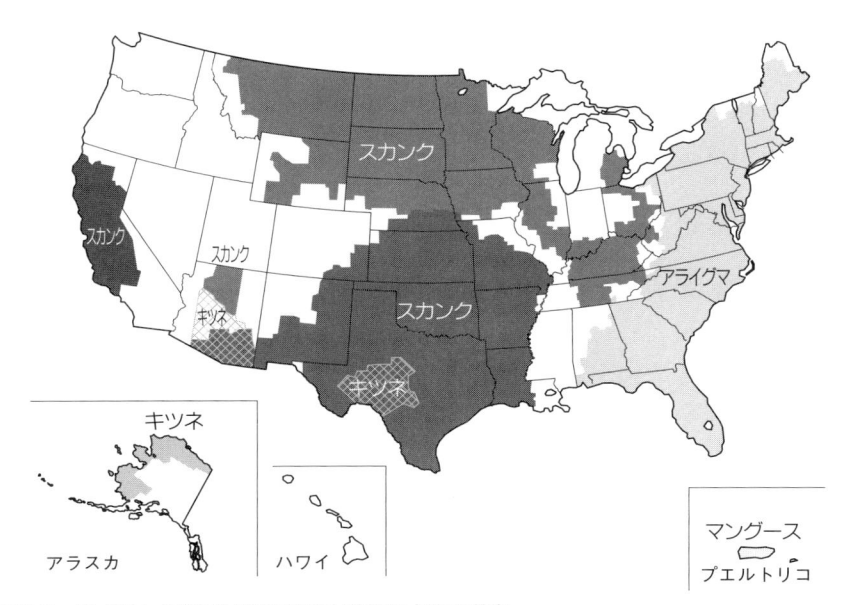

図19 アメリカ合衆国における野生動物狂犬病の分布
出典：J. D. Blanton *et al.*（2006）

図19にはアメリカ合衆国における野生動物狂犬病の分布を示した。

なお、南北アメリカ大陸で分離された狂犬病ウイルスの遺伝子を解析した結果から、この地域のウイルスは、ヨーロッパに存在している狂犬病ウイルスと同じグループに属していることが明らかとなっている。このことは、元来アメリカ大陸には狂犬病は存在しなかったこと、そして、ヨーロッパ諸国による侵略と植民地化によって狂犬病も持ち込まれ、広がったことが背景にあると説明されている。

第7章
懸念される日本への再侵入とそのシミュレーション

7.1 再侵入が懸念される理由と、シミュレーションの必要性

　繰り返し述べてきたように、狂犬病は感染・発病した時は、100％悲劇的な結末を迎える人獣共通感染症である。これに対して日本は、世界に先駆けて合理的かつ効果的な対策を講じてその恐怖から解放されたが、地球上のほとんどの地域は未だに汚染地帯である。では、日本は今後もこの清浄状態を保っていけるのであろうか。

　今、この問題に対して、人獣共通感染症の研究に関わる専門家や行政関係者の多くは、狂犬病が、いつわが国に再侵入しても不思議ではない、と強い危機感を持っている。

　なぜだろうか？

　その理由にはさまざまな要因が関係しているが、あえて箇条書きにまとめると**表18**のようになろう。

　それでは、このように多くの専門家が懸念している狂犬病の再侵入は、どの程度現実味があるのだろうか。それとも、よくあるように自分の専門領域の重要性を強調したいがために、声高にその危険性を叫んで、耳目を集めようとしている

表18 再侵入が懸念される理由

1 狂犬病は過去の病気とする錯覚
半世紀にわたって狂犬病清浄状態が続いた結果、国民の間に狂犬病に対する恐れや警戒心が喪失している。

2 医師や獣医師に狂犬病診察経験がない
誤診や見逃しの恐れがあり、暴露後ワクチン接種の遅れなどにつながる。

3 発生数の世界的な増加傾向
特に、世界の狂犬病の80％が日本の近隣のアジアで発生している。風土が日本と似ているアジア諸国は、イヌなどの動物に対する考え方も日本と似ている面が多い。日本だけが特例を保証されていることはない。

4 海外との往来の活発化
海外との往来が当たり前になった今、流行地で感染し帰国後発症する輸入感染が発生する危険性が高まっている。これには日本人、外国人の両方が含まれる。

5 海外渡航者の意識の欠如
海外渡航者のほとんどはこの病気に注意を払わない。この懸念を裏付けるように、2006年11月と12月、フィリピンからの帰国者が相次いで狂犬病を発症し死亡した。これらのケースはいわゆる輸入狂犬病であり、国内感染とは違って日本の狂犬病清浄状態が破綻したわけではない。しかし、再侵入の危険がすぐ隣にあることを我々に教えてくれた。

6 輸入動物数の増加
ペット目的などによる動物輸入は年間数10万頭に達する。潜伏期間の動物や検疫非対象動物による持ち込みが懸念される。

7 森林型狂犬病に対する監視体制の欠如
日本はこれまで、森林型狂犬病の本格的な広がりを経験していない。そのため、キツネやアライグマに狂犬病が発生したときの準備は全くと言ってよいほど欠如している。

8 水際作戦は完璧ではない
感染の危険性の強いイヌの不法上陸、密輸される哺乳動物、およびキツネなどの自然侵入動物に対しては完璧な水際作戦を期待することはできない。

表19　10通りの狂犬病再発生シミュレーション

ヒト狂犬病の輸入感染のシミュレーション
　① 海外旅行から帰国後の発病（暴露後ワクチン接種受けず）
　② 海外赴任から帰国後の発病（暴露後ワクチン接種の遅れ）
　③ 海外出張から帰国後の発病（動物と接触した記憶なし）
　④ 在留外国人の発病
　⑤ 海外での臓器移植後の発病

動物の輸入狂犬病のシミュレーション（輸入感染と国内発生のグレーゾーン）
　⑥ 動物検疫所内での発病
　⑦ 不法輸入動物の発病

国内発生のシミュレーション
　⑧ ヒト狂犬病の国内発生（国内野生動物からの感染）
　⑨ 動物狂犬病の国内発生（港湾での不法上陸動物からの感染）
　⑩ ヒトの原因不明の脳炎発生（リッサウイルス感染）

だけなのであろうか。

　これを検証するために、ここからは、この致死的感染症が再びわが国で発生するとしたらどのようなシナリオが想定できるのか、シミュレーションによって考えてみることとした。

　表19をご覧いただきたい。これは、ここで考えるシミュレーションをまとめたものである。海外で感染したのか、国内で感染したのか、発病したのはヒトか動物か、などの組み合わせによって、10通りの再発生のパターンを考えてみた。

　もちろん、これらは仮想現実である。しかし、そのいずれもが海外で実際に発生した事例をもとにしたものであり、それを日本の現状に当てはめた、説得力のあるシミュレーションとお考えいただきたい。シミュレーションの後には海外での実例も記した。安全のバリアが破られる時とはどんな時なのか、単なる空想に走らず、現実感を持って検証できるように配慮したつもりである。

　繰り返しになるが、こうした侵入のシミュレーションを提起するのは、興味半分であおり立てようとしてではない。これによって日本の置かれている現実を直視し、冷静で迅速な対策を講ずるための一つのきっかけになると信ずるからであ

る。

7.2 ヒト狂犬病の輸入感染のシミュレーション

Simulation 1

**海外旅行から帰国後の発病のシミュレーション
（暴露後ワクチン接種受けず）**

1 A市の医院を20歳代の女子学生が受診。2日前からの風邪様症状（37〜38℃の発熱、頭痛、悪寒、嘔吐、軽い下痢）、不眠、夜間の興奮、不安症状を訴える。このほか、右手首にイヌに咬まれたという傷があり、傷口は治癒していたが、掻痒感と軽度の疼痛を訴えた。担当医は解熱剤、精神安定剤等を処方して帰宅させた。傷口の症状に関しては、完治していないため痛み等が残っているものと判断。

2 初診から3日後、患者は家族に伴われて再来院。気持ちが悪くて水が飲めない、エアコンの風が辛い、右手から肩にかけてのしびれ感、時として震え、脚に力がなく歩く時にふらつく、強い不安症状、興奮、言語が不明瞭、多弁、躁症状、ものが二重に見える複視などの神経症状が出現。医院では市内の総合病院を紹介し、同日夕刻入院。ギランバレー症候群、ウイルス性髄膜炎などが疑われた。
家族への聞き取りにより、患者は約2週間の東南アジアB国への観光旅行から、初診の20日前に帰国していたことが判明。帰国後は以前のようにコンビニエンスストアでアルバイトを続けていた。初診の3日前までは健康状態に異常は感じていなかった。

3 7日後、神経症状は悪化し、時に幻覚を訴えた。食事を飲み込めず、コップに入った水を見て強い不快感を表す恐水症状が見られるようになった。大きな音を聞いた時や微風が肌に当たった時に全身の痙攣発

作を認めた。抗痙攣薬は効果がなかった。検査結果からは特定の疾患を推定することはできなかった。

家族を通して得られた旅行に同行した患者の友人からの情報によると、患者は現地到着の翌日（初診の33日前）に路上に座り込んでいたイヌに手を出して手首を咬まれた。傷口は小さく、出血も少量だったので絆創膏で止血した。消毒等の治療は行わなかった。翌日には出血も止まり痛みも消失していたので、観光を続けた。

B国は東南アジアでも狂犬病多発国の一つとして知られていること、患者がイヌに咬まれていたこと、患者が神経症状を呈していることから、担当医は狂犬病の可能性も考慮して、非公式に最寄りの保健所に連絡した。保健所からは県衛生部へ、県衛生部からは厚生労働省へ通報された。情報が厚生労働省へ通報されたのは初診から8日後の夕刻であった。厚生労働省と国立研究所は狂犬病を念頭において検査を行うため、検体採取等に関して病院と調整した。

4 この間に症状はさらに悪化し、患者は時に狂騒状態を呈し、8日後の夜には昏睡状態に陥った。

5 9日後午前、自発呼吸が困難になったので、気管内挿管が施されて人工呼吸が行われた。検査のため患者の唾液、髄液、角膜塗抹材料、およびうなじ毛根部が採取され、国立研究所へ送付された。

6 10日後午前、患者は心臓血管系の不全が原因で永眠した。午後になって、国立研究所での検査の結果が判明し、FA法によってうなじ毛根部に狂犬病ウイルスの抗原が検出された。角膜塗抹材料には抗原は検出されなかった。RT-PCR法はいずれも陰性であった。担当医は検査結果、臨床症状、および行動歴から、患者は狂犬病で死亡したものと診断し、法律に基づいて正式に保健所に報告した。

7 家族、担当医、看護師に対して、念のため90日間にわたる暴露後ワクチン接種が開始された。

法務省の資料によると、1995年以降、海外旅行、海外赴任、出張などで、毎年約1,700万人が海外に渡航している。特に多いのは1〜2週間の短期間の日程での旅行や出張である。渡航先の半数はアジアの国であるが、すぐに日本に戻ってくるという気楽さも手伝ってか、目的地の衛生状態を調べずに出かける人も多いようである。多くの場合、狂犬病は平均1ヵ月程度の長い潜伏期を経た後、発症する。そのため、短期間の旅行者や出張者が滞在先で狂犬病に感染した場合は、旅行中は症状があらわれなくても帰国後に発病する可能性が高い。このような症例は狂犬病の「輸入感染」と呼ばれる。このシミュレーションで挙げた症例も輸入狂犬病である。

　狂犬病では、ヒト→ヒト感染の可能性は通常はないと考えてよいし、ヒト→動物の感染もない。したがって、感染源が国外にあることが確実な場合には、国内でのウイルスの広がりは考えられない。そのため、輸入感染の症例では、日本の狂犬病清浄状態が破綻したことにはならない。

実例

2006年、日本が経験した輸入狂犬病2例

　日本では1958年以降、ヒトも動物も狂犬病の国内感染はないが、合計3例の輸入感染を経験している。最初の例は1970年にネパールでイヌの咬傷を受けた男性が帰国後に発症死亡した例で、2例目と3例目は2006年11月と12月、いずれもフィリピンから帰国した男性が国内で発病して死亡した例である。このうち、2006年11月と12月に発生した輸入感染症例の経過は次のようであった。

1例目（厚生労働省報道発表資料）
＜2006年11月16日発表＞
今般、フィリピンより帰国した男性が、現地で狂犬病ウイルスに感染し、国内で発症したことが確認されましたので、その経過等についてお知らせします。

1 **患者に関する情報**

年齢・性別：60歳代・男性
経過：11月9日　　風邪様症状を呈しa病院を受診。
　　　11月12日　水が飲みにくく風が不快との症状に
　　　　　　　　よりb病院を受診。
　　　　　　　　脱水症状が認められたことから、
　　　　　　　　点滴を受け帰宅。
　　　11月13日　幻覚症状を呈し、再度b病院を受診。
　　　　　　　　恐水および恐風症状が確認され入院。
　　　11月14日　人工心肺で処置中。現在に至る。
感染原因：当該患者は、フィリピンに渡航中（8月末）、イヌに手を咬まれており、これにより狂犬病に罹患したと判断される。なお、現地における暴露後のワクチン接種は受けていないもよう。

2 **検査に関する情報**

国立感染症研究所において、PCR法による病原体の遺伝子の検出を試みたところ、狂犬病ウイルス遺伝子を確認。
以上の検査結果および臨床症状等を踏まえ、担当医師により狂犬病と診断され、本日、管轄保健所に感染症法に基づく届出がなされたものである。

＜2006年11月17日発表＞

昨日お知らせした、フィリピンからの帰国後に狂犬病を発症した患者（輸入感染症例）について、本日、京都市より、別紙の通り患者が亡くなられたとの連絡がありましたのでお知らせします。

2例目（厚生労働省報道発表資料）

＜2006年11月22日発表＞
今般、フィリピンより帰国した男性が、現地で狂犬病ウイルスに感染し、国内で発症したことが確認されましたので、その経過等についてお知らせします。

1 患者に関する情報

年齢・性別：60歳代・男性

経過：11月15日　風邪様症状と右肩の痛みが発現。
　　　11月19日　a病院を受診。点滴および血液検査を受
　　　　　　　　　け帰宅。
　　　　　　　　　夕方薬を服用しようとしたが、飲水
　　　　　　　　　困難となる。
　　　　　　　　　夜になり呼吸困難を呈する。
　　　11月20日　a病院を再度受診。
　　　　　　　　　興奮状態となり、恐風症状および恐水
　　　　　　　　　症状を呈していることから、狂犬病の
　　　　　　　　　疑いがあるとしてb病院に転院。
　　　11月22日　現在、人工呼吸器を装着。

感染原因：当該患者は、フィリピン滞在中（8月頃）、イヌに手を咬まれており、これにより狂犬病に罹患したと判断される。なお、現地における暴露後のワクチン接種は受けていない。

2 検査に関する情報

国立感染症研究所において、PCR法による病原体の遺伝子の検出を試みたところ、狂犬病ウイルス遺伝子を確認。
以上の検査結果および臨床症状等を踏まえ、担当医師により狂犬病と診断され、今朝、管轄保健所に感染症法に基づく届出がなされたものである。

＜2006年12月7日発表＞

　11月22日にお知らせしたフィリピンからの帰国後に狂犬病を発症した患者（輸入感染症例）について本日、横浜市より、別紙の通り患者が亡くなられたとの連絡がありましたのでお知らせします。

狂犬病は、国や地域によって動物の間での流行の状況は異なるため、ヒトへの

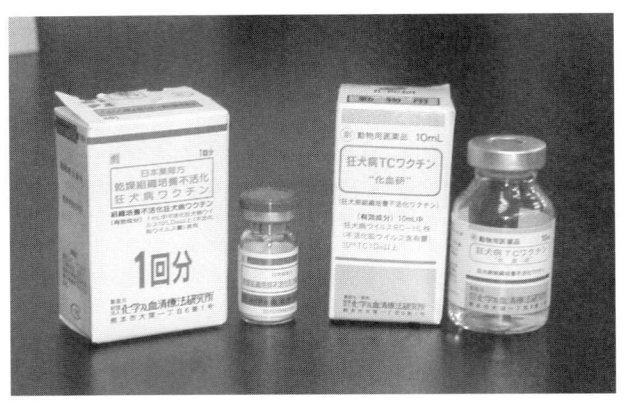

図20 狂犬病ワクチン
左が人体用ワクチン、右がイヌ用ワクチン。

感染源となる動物種も異なる。一般的には、アジア、アフリカ、ラテンアメリカの多くの地域では、イヌなどが原因となる都市型狂犬病が多い。このため、これらの地域への渡航に際しては、出発前にぜひワクチン接種（暴露前接種）を受けておきたいものである。暴露前接種を受けずに渡航して海外でイヌなどに咬まれた場合は、必ず現地の大きな病院に急行して、暴露後ワクチン接種を受けることを勧めたい。また、その時に医師から、接種したワクチンの空き箱を入手したり、ワクチンの商品名や製薬会社名などをメモしておくと、帰国後に接種を継続する際に参考になることがある。日本で用いられている狂犬病ワクチンの写真を**図20**に示す。

Simulation 2

海外赴任から帰国後の発病のシミュレーション
（暴露後ワクチン接種の遅れ）

1 C県の病院を狂犬病の暴露後ワクチン接種を希望する30歳代の男性が受診。患者は、3年間アフリカのD国に駐在して7日前に帰国していた。帰国3週間前にアフリカ在任の思い出として家族で訪れた自然公園で、ヒトを恐れずに近づいてきたマングースに餌を与えようとして右手指

第7章　懸念される日本への再侵入とそのシミュレーション

を咬まれた。患者は、赴任地には狂犬病があること、動物に咬まれた場合には暴露後接種を行う必要があることを認識していたが、帰国前の忙しさのため現地では暴露後接種を受けなかった。受診時には受傷部位に中等度の痒みと軽度の痛みなどの違和感を訴えたが傷口はふさがり、炎症も認められなかった。担当医は狂犬病の暴露後接種には時期を失していると考えたが、希望により第1回目の接種を行った。

2 初診から3日後、第2回目の暴露後接種のために来院した患者は、発熱、頭痛、悪寒等を訴えた。担当医は解熱剤と抗菌剤を処方。

3 5日後、症状は改善せず再来院し、入院した。興奮症状、発音の不明瞭、右肩と頸部のしびれ等の神経症状のほか、不眠を訴えた。脳のMRIとMRAの検査結果に異常は認められなかった。病院は狂犬病や、他のウイルス性脳炎、マラリアなどの可能性も疑い保健所へ通報し、国立研究所に問い合わせた。病院で行った血液の薄層塗抹標本にはマラリア原虫は認められなかった。夕刻、血液と髄液を採取して宅急便にて国立研究所へ発送した。一方、保健所からは県衛生部へ、県衛生部からは厚生労働省へ通報された。病院、国立研究所、厚生労働省は、狂犬病を念頭に実験室診断を行うこと、患者家族の診察、患者家族と周辺医療関係者への暴露後ワクチン接種の準備などについて調整した。夜、患者は集中治療室に移され、風、光、音等の外部刺激を最小限とし、抗ウイルス剤や鎮静剤などの投与が行われた。

4 6日後、患者の唾液、血清、髄液、角膜塗抹材料、およびうなじ皮膚の毛根部が採取され、県衛生研究所職員によって国立研究所へ搬入された。前日送付された検体とともに夕刻から検査が開始された。

5 7日後早朝、唾液、髄液、うなじ皮膚の毛根部からRT-PCR法によって狂犬病ウイルスの遺伝子が検出された。また、FA法によってうなじ皮膚の毛根部に狂犬病ウイルス抗原が検出された。角膜塗抹材料にはウイルス抗原は検出されなかった。このほかの脳炎ウイルスの遺伝

子は検出されなかった。厚層塗抹標本にもマラリア原虫は認められなかった。担当医はこれらの検査結果の連絡を受け、臨床症状を踏まえて狂犬病と診断し、感染症法に基づいて保健所に届け出を行った。入院40時間後であった。

6 確定診断が得られた後は、病院は患者の苦痛の軽減と家族に対する精神的援助を十分に行うべく配慮した。症状は徐々に悪化していった。患者は喉の渇きを訴えるものの、水分の摂取は強く拒んだ。不眠や光に対する異常なまぶしさを訴え、唾液の分泌過多、間欠的に数秒間にわたる喉頭部の痙攣があらわれるようになった。

7 初診から10日後には、激しい興奮狂騒状態をあらわすこともあった。しかし、それ以外の時は理性的で、自身が置かれている状況を理解しているようであった。

8 12日後に昏睡状態に陥った。

9 16日後に多臓器不全により永眠した。咬傷受傷後44日目であった。

10 家族の同意を得て病理解剖が行われ、採取された脳組織の広い範囲とうなじ皮膚毛根部にFA法によって狂犬病ウイルス抗原が検出され、神経細胞内には狂犬病に特徴的とされる構造（ネグリ小体）が観察された。

11 口腔内ぬぐい液とうなじ皮膚毛根部を接種したマウスからは、後日、狂犬病ウイルスが分離された。分離ウイルスの遺伝子を解析した結果、原因はアフリカ南部で主にマングースが保有しているウイルスと推定された。

このシミュレーションは、狂犬病流行地へ赴任した会社員が、赴任前にワクチ

ンの暴露前接種を行わず、動物に咬まれた後も暴露後接種を行わなかった例を想定している。現在、日本で用いられている狂犬病ワクチンは予防効果が高く、副作用を引き起こす心配もない。したがって、狂犬病流行地域に赴く場合は、渡航前に国内でワクチン接種を済ませておくことが望ましい。ただし、暴露前接種を受けている場合でも、狂犬病が疑われる動物に咬まれた場合などは、できるだけ早く医療機関を受診して、追加処置の必要性を医師に相談するべきである。この場合、暴露前接種を行っておくことによって、暴露後接種の開始がやむを得ず遅れても発症する可能性を低下させることができると考えられている。

実例

スリランカにおける暴露後接種の失敗の例

1. 1993年、スリランカで4歳の男児が顔面を放浪犬に咬まれた。傷は深く、開口している部位もあった。受傷後2時間以内に、最寄りの保健所で傷口の洗浄が行われた。

2. 2日後、病院で免疫グロブリンを受傷部と臀部に接種し、その後傷口を縫合した。

3. 3日目から精製鶏胚ワクチンを用いた暴露後接種を開始した。

4. 接種は、受傷から21日間に4回行い、24日目に暴露後接種の最終回を終了した。しかし、最終暴露後接種の日、発熱、傾眠、両下肢の脱力があらわれた。

5. 病状は次第に進行し、麻痺と呼吸困難があらわれ、昏睡に陥った。

6. 受傷後37日目、患者は永眠した。

7 患者の死亡後に採取された検体を検査し、FA法によって角膜の塗末標本と脳検体が狂犬病ウイルス抗原陽性と判明した。

　暴露後ワクチン接種の目的は、狂犬病の潜伏期の間に免疫を成立させて発病を防ぐことにある。しかし、このスリランカの例のように、顔など中枢神経に近い部位に大量のウイルスが侵入した危険性がある場合には、暴露後接種を行っても時間との競争に破れることもある。このことからも、危険地域に出かける時は暴露前ワクチン接種を済ませておくことを強く勧めたい。

Simulation 3
海外出張から帰国後の発病のシミュレーション
（感染動物と接触した記憶なし）

　狂犬病の診断には、原因動物に咬まれる、引っ掻かれて唾液を擦り込まれる、舐められるなど、重度の接触（暴露）の有無が重要な手がかりとなる。そのため、動物との接触の自覚や記憶がない場合には、診断の遅れにつながる場合がある。

1 E県の40歳代の男性が倦怠感、食欲不振、不眠、顔面左側と耳から胸に向かって走るような痛みを感じるようになった。しゃっくりの持続や聞き取れないほどの早口も認められた。

2 症状があらわれてから4日後、症状が続くため病院を受診した。CTによる画像診断では、左前頭と蝶形骨に静脈洞炎が認められたが、脳実質に異常は認められなかった。喉頭検査で声帯の左側に麻痺が認められた。

3 7日後、全身の痒み、発熱、興奮、錯乱、複視を訴えて再受診し、入院した。患者は不安症状が強く、周囲の動きに動揺を見せたが、理性

的な判断を行うことができた。

家族からの聞き取り調査では、患者は入院の約4カ月前に約1週間、アメリカ合衆国テキサス州F市の大学で開かれた国際ワークショップに出席していた。しかし、このことと発病との間に関連があることは、この時点では判断不可能であった。

担当医は静脈洞炎の治療を行うとともに、精神障害、アルコール中毒、薬物、化学物質による中毒、パーキンソン病、クロイツフェルトヤコブ病、ギランバレー症候群の可能性について検討した。MRI検査で脳に異常はないと判断された。また、ヘルペスウイルス、Q熱リケッチア、髄膜炎菌感染等の可能性も考慮し、一般的な治療として抗生物質と精神安定剤を投与した。

4 その後2日間に、発熱、眼球運動の麻痺、間代性の筋肉の痙攣、嚥下困難があらわれた。

5 10日後、中毒やギランバレー症候群を念頭に処置を続ける一方、脳炎ウイルス等の検査のために、県衛生研究所に血液と髄液を送付した。

6 14日後まで症状に大きな変化は見られなかった。化学物質中毒を疑わせる原因は特定できなかった。

7 15日後、患者は突然昏睡状態に陥った。県衛生研究所で行った検査はすべて陰性で、原因を推定することはできなかった。厚生労働省と協議し、ウエストナイルウイルス、ダニ脳炎ウイルス、狂犬病ウイルス等の検査のため、検体を宅急便で国立研究所に送付した。

8 17日後、昏睡状態が持続し、四肢の筋肉が脱力した。血圧が低下し、自発呼吸が困難となったため、人工呼吸措置がとられた。深夜、脳幹の反射が消失し、患者の死亡が確認された。家族の希望により、病理解剖は行われなかった。

9 19日後、国立研究所で行われていたRT-PCR検査で、唾液中に狂犬病ウイルス遺伝子が検出された。遺伝子の配列はアメリカでコウモリが保有している狂犬病ウイルスに最も近縁であることが明らかとなった。ウエストナイルウイルス遺伝子は検出されなかった。患者の死亡後であったため、追加検査のための検体の採取は不可能であった。

10 後日患者家族とワークショップへの同行者からの聞き取りにより、次のことが明らかとなった。
・患者は国内では動物飼育歴はなく、咬傷歴もない。
・ワークショップ開催地のF市はメキシコオヒキコウモリの渡りのルートにあり、市中を流れる河に架かる橋にはこの渡りコウモリが群生し、観光名所ともなっている。患者もここを見物していた。宿泊は大学内のゲストハウスであった。動物と接触したり創傷を受ける機会はなかったが、夕刻から夜間にかけてゲストハウス周辺には多数のコウモリが飛来していた。期間中の朝、目覚めた時に患者の部屋の床に、弱ったコウモリが1匹落ちていたので外へ逃がしてやったことがあった。前夜から室内にいたと思われたが、このコウモリに咬まれたかどうかは不明であった。

　コウモリには、世界中に分布している食虫コウモリと、分布域の限られている食果コウモリおよび血吸いコウモリなどがある。これらのコウモリによる狂犬病やリッサウイルス感染は世界の各地で報告されている。食虫コウモリの歯は小さいため、咬まれたり傷つけられた場合も気がつかないことが多いと言われる。このため、感染源として自覚しないことも多く、特に、夜間寝ている部屋に侵入したコウモリとの接触は、ほとんどの場合認知できないと言われる。

第7章 懸念される日本への再侵入とそのシミュレーション

実例

アメリカ合衆国における食虫コウモリが原因となった狂犬病の例

1. 1996年12月30日、アメリカ合衆国ワシントン州で60歳代の男性が慢性的な腰痛の悪化と、左腕の脱力、麻痺を訴えて入院した。心房線維形成や高血圧の既往があることから、心筋梗塞や脳血管系の障害が疑われた。CTで軽度の脳の萎縮が見られたが、心筋梗塞は否定された。

2. 12月31日、左腕に間代性筋痙攣があらわれた。抗痙攣薬は効果がなかった。気管に挿管し呼吸を確保した。脳波と脳脊髄液の所見は正常であった。間代性筋痙攣を抑えるため神経筋遮断剤を投与した。涙と唾液の分泌が著しく増加してきた。

3. 1月5日、脳脊髄液は糖85mg/dl、タンパク質93mg/dlと、いずれも基準値より高かった。白血球と細菌は検出されなかった。PCR検査ではヘルペスウイルスとエンテロウイルスはともに陰性であった。手に庭仕事が原因という傷が見られたことから破傷風を疑い、破傷風免疫グロブリンを投与した。

4. 1月15日、抗痙攣薬や神経筋遮断剤の効果はあらわれなかったので、投与を中止した。この段階では、急性進行性クロイツフェルトヤコブ病が疑われた。次第に症状は悪化し、昏睡が深くなった。

5. 1月18日、永眠した。クロイツフェルトヤコブ病の検査のため、脳組織が採取された。

6. 後日の病理組織検査で狂犬病に特徴的とされる構造物（ネグリ小体）と類似の病変が認められたため、再検査を行った。その結果、FA法

により、オオクビワコウモリ由来の狂犬病ウイルス抗原が検出された。

7 家族からの聞き取りでは、患者はコウモリを捕らえたり咬まれたりしたとは言っていなかった。家族も患者の寝室などでコウモリを見かけたことはなかった。

アメリカ合衆国では、ヒトの狂犬病の原因はほとんどが食虫コウモリ（メキシコオヒキコウモリ、ハイイロコウモリ、オオクビワコウモリなど）である。そのため、連邦政府や州政府の衛生当局では、コウモリに咬まれた時や、コウモリの唾液が目、鼻、口、傷口に入った時は石鹸と十分な流水でよく洗い、直ちに病院で受診するよう呼びかけている。さらに、気がついた時に室内にコウモリがいた、子どもが一人で寝ている室内にコウモリがいた、精神障害などでコウモリに咬まれてもそれを訴えることのできない人の室内にコウモリがいた、などの場合は医師の診察を受け、暴露後ワクチン接種を行うように勧告している。

Simulation 4

在留外国人の発病のシミュレーション

1 G県の病院に、20歳代の男性が救急搬入された。患者はアジアのH国から1カ月前に来日してG県の工場で働いていた。旅券は4カ月前に発行され、その間の海外渡航歴は今回が初めてであった。病歴等は不明であった。入院時、患者は攻撃的で錯乱状態にあり、数秒間継続する全身性の軽度の痙攣が頻回見られた。周囲の動向に対して異常な警戒を示した。担当医はホームシックによる強い精神的不安状態やヒステリーを疑い、精神安定剤を投与した。脳血管障害、アルコール中毒や砒素、水銀、鉛、麻薬や覚醒剤の使用も疑われた。

2 入院から4日後、左腕の筋力が低下し、両側の眼瞼の下垂と運動失調が認められるようになった。血液所見に異常は認められなかった。

3 5日後、出身国の衛生状態から、無菌性髄膜炎、日本脳炎、デング熱、脳性マラリア、狂犬病の可能性が疑われた。検査のため血液をG県衛生研究所へ送付。

4 8日後、県衛生研究所では、一部の検査を国立研究所に依頼。

5 この間、患者には咽頭部の痙攣、唾液の分泌過剰、水分の摂取拒絶が見られるようになり、咀嚼もできなくなってきた。

6 9日後、国立研究所では患者の出身地がH国であることと症状から、狂犬病の可能性を検査するために、唾液、髄液、角膜塗抹材料、うなじ皮膚毛根部などを採取して急送するように、病院に対して要望した。

7 10日後、患者は昏睡状態に陥り自発呼吸も低下したため、挿管されて人工換気を受けた。

8 11日後午前、国立研究所で行っていた検査で唾液とうなじ毛根部に狂犬病ウイルスの遺伝子が検出された。担当医は検査結果を受けて、法律に基づいて保健所に正式の届け出を行った。患者は同日夜、心停止により永眠した。

9 WHOの集計ではH国の狂犬病発生数は年間約2,000～3,000名で、感染源のほとんどはイヌと報告されている。患者の血液中に狂犬病ウイルスに対する抗体は検出されなかったことから、ワクチン接種歴はなかったものと思われた。患者と動物との接触歴は不明であった。

日本国内では1958年以降、約半世紀の間にわずか3例の輸入症例しか経験していないため、神経症状を示す患者の診察の際に直ちに狂犬病の可能性を疑う医療関係者は必ずしも多くはない。しかし、日本に滞在する外国人の多くは、狂犬病

感染の危険性のある地域の出身者であることを忘れてはならない。狂犬病流行地（国）から日本に入国または帰国して間もない患者に対しては、症状の如何にかかわらず、必ず狂犬病を鑑別対象疾患の一つとして考える必要がある。

実例

台湾における輸入狂犬病発病の例

1. 2002年5月22日、45歳の女性が、中国本土から台湾東部の港町花蓮の親戚を訪ねて台湾へ入国した。後の調査では、この女性は中国本土にいた4月下旬、飼い犬に咬まれていた。

2. 6月29日、肌に風が当たることに対する過敏（恐風症）、腕の感覚の麻痺、意識障害を訴えて受診した。後には嚥下困難も出現してきた。

3. RT-PCR検査により、唾液と脳脊髄液から狂犬病ウイルス遺伝子が検出された。後日、同じ検体から狂犬病ウイルスも分離されている。

4. 7月、永眠した。死後、脳材料の病理組織検査によって狂犬病に特徴的な構造（ネグリ小体）が認められた。

イギリスでは1977年から2002年の間に、海外から到着して間もない移民の狂犬病患者が11名経験されている。このすべてが、感染場所はそれぞれの患者の母国であったと報告されている。

Simulation 5

海外での臓器移植後の発病のシミュレーション

　狂犬病は典型的な人獣共通感染症で、狂犬病ウイルスは動物からヒトに、直接感染する。言い換えると、ヒトに狂犬病をうつすのは動物以外にはない。このことは、地球上で年間数万人が死亡している狂犬病のほぼ100％に当てはまる。しかし、例外的にヒト→ヒト感染も知られている。それは、臓器移植に伴う感染で、移植臓器の提供者が狂犬病の潜伏期間であったり、提供者の死亡原因が狂犬病とは診断されなかったために臓器が移植に用いられ、移植を受けた患者が狂犬病を発病して死亡した例である。

1 I 県の病院に角膜移植後の検診を受けた患者が、耳鳴り、倦怠感、嚥下困難、息苦しさ、移植を受けた右目から頸部に走るような痛みを訴えて入院した。患者は5週間前にアジアのJ国で角膜移植手術を受けていた。手術は無事終了し、2週間で退院した。その後は現地で通院治療し、体調も良好であったため、移植後3週目に帰国して I 県の病院に通院していた。

2 入院2日後に症状はやや軽快した。

3 3日後から4日後にかけて軽度の呼吸困難、不眠、鬱、不安症状があらわれた。

4 5日後、患者は落ち着きを失って、医師や看護師に対して攻撃性を示したり、精神的に混乱し、休みなく動き続けたり、言語が錯乱状態になることもあった。時に震えや、全身の痙攣があらわれることもあった。しかし、これらの症状が一時的に消失する時は意識が明確で、正常の判断力を持って落ち着いた対応が可能であった。

5 8日後、担当医は、J国での感染症流行状況から日本脳炎、デング熱、

マラリアを鑑別対象疾患として考慮し、国立研究所へ検査を依頼して血液と髄液を送付した。しかし、現地では退院後は病院近くのホテルに宿泊し、滞在中および通院時にはタクシーを利用していたため動物と接触する機会はなかったとの同行家族の説明から、狂犬病は鑑別対象から除外していた。

6 その後、症状は次第に悪化して幻覚や意識混濁もあらわれ、11日後に昏睡状態に陥った。同日、日本脳炎、デング熱、マラリアに関してはいずれも検査結果が陰性である旨、国立研究所から連絡があった。

7 16日後、患者は呼吸困難で永眠した。

8 家族の承諾が得られて病理解剖が行われた。その結果、脳内にウイルス封入体様の構造物が認められた。確認のため再び国立研究所で検査を行った結果、狂犬病に特徴的なネグリ小体が認められた。さらに、モノクローナル抗体を用いたFA検査を実施したところ、脳内に広く狂犬病ウイルスの抗原が検出された。抗原の分析結果から、このウイルスはJ国のイヌに広く分布している狂犬病ウイルスに最も近縁であることが明らかとなった。

9 これらの状況証拠より、患者がJ国で移植を受けた角膜の提供者が、実際は狂犬病で死亡していたものを、他の原因と誤診されていた可能性が強く疑われた。提供者の死亡原因等を追跡調査するため、厚生労働省から外務省、現地大使館を通して問い合わせを行ったが、適切な返答は得られていない。

　近年海外へ渡航して移植手術を受ける患者が増加していると言われる。背景には日本国内での臓器提供不足があるとされるが、その実態は必ずしも明らかにはなっていない。厚生労働省の研究班の調査では、肝臓や腎臓の移植では、中国やフィリピンなどへの渡航者が多いと言われる。また、国内で行われる移植手術の

表20 移植に伴う狂犬病感染の例

年	発生国	ドナーの感染原因	移植臓器および患者数
1978	アメリカ合衆国	不明	角膜1名
1979	フランス	不明	角膜1名
1981	タイ	不明	角膜1名
1981	タイ	不明	角膜1名
1994	イラン	不明	角膜2名
2004	アメリカ合衆国	コウモリ咬傷	腎臓2名、肝臓1名、動脈1名
2005	ドイツ	インドで感染？	肺1名、腎臓1名、腎/膵臓1名

場合でも、臓器の入手先を海外に求める場合があると言われる。このような移植では、臓器の提供者に関して十分な情報を入手することが困難な場合もあると思われる。そのため、移植臓器の提供者が、狂犬病の潜伏期間であったり、狂犬病で死亡した提供者の死亡原因が誤診されて、ウイルスが潜んでいた臓器が移植された場合も、それを察知することはできない。なお、このような案件に関して外交ルートを通して問い合わせを行っても、返答が得られることはほとんど期待できないか、極めて長い時間を要することとなる。

表20に、これまでに世界で10例ほど報告されている移植に伴う狂犬病感染の例を挙げる。このような医療行為が原因となる感染はセンセーショナルで注目を集めるが、極めて例外的な出来事であることには違いない。

実例

ドイツにおける移植が原因の狂犬病発生例

2005年初頭、ドイツで、肺、腎臓、膵臓の移植を受けた患者3名が、約1カ月が経過してから相次いで狂犬病を発症し、死亡した。臓器提供者は2004年末に心臓発作で脳死と判定された女性で、頭痛、攻撃性や行動異常の出現など不可解な症状をあらわしていた。

移植を受けた患者の死後、残されていた臓器提供者の脳検体を再度検査したところ、狂犬病に特徴的な病巣が認められた。この臓器提供者は2004年

> 10月にインドでトレッキングツアーに参加していたことが判明した。しかし、その間の動物との接触歴については明らかになっていない。死亡時には狂犬病とは診断されていなかった。

　ここで挙げた実例は、移植に伴う狂犬病感染としてはドイツで初めての症例であった。狂犬病はドイツでも希な感染症であるため、臓器提供者がこのような感染症に罹患していないことを迅速に検査する体制は整っていなかったとされている。

　日本では、臓器移植に伴う狂犬病の問題は厚生科学審議会で検討されている。臓器提供者が過去7年以内（ヒトの狂犬病の潜伏期間として現在まで報告されている最長の期間）に渡航歴を持っている場合には、海外での哺乳動物による咬傷の有無についても確認し、万一咬傷を受けていることが明らかになった場合には、移植患者に説明することになっている。しかし、海外での例に見られるように、流行地でウイルス保有動物と接触しても感染を自覚しないまま、潜伏期間中に臓器を提供したり、狂犬病による死亡を他の原因と誤診されて臓器提供者になる可能性は捨てきれない。

7.3 動物の輸入狂犬病シミュレーション
── 輸入感染と国内発生のグレーゾーン

　前項では、海外で感染して日本国内で発症するヒトの輸入症例のシミュレーションを考えてみた。発症した患者から次のヒトへの感染がない狂犬病では、仮にこれらの輸入事例が繰り返されたとしても国内流行に結びつく心配はない。

　では、輸出国において感染していた動物が日本に輸入されてから発病する、動物の輸入狂犬病にはどのようなケースが考えられるであろうか。その可能性には大きく二つのケースが考えられる。一つは180日間の検疫期間に検疫施設内で発生するケースである。もう一つは検疫や通関を経た後、または密輸入された動物が市中で発病するケースである。狂犬病動物が輸入された場合は、国内でヒトが感染するシナリオや動物間流行に一歩近づく、言わば輸入感染と国内発生のグレーゾーンとなる可能性があることを忘れずに、まずこの二つのケースのシミュレー

第7章　懸念される日本への再侵入とそのシミュレーション■

ションを検証してみよう。

Simulation 6
動物検疫所内での発病のシミュレーション

　狂犬病検疫の対象動物種はイヌ、ネコ、キツネ、アライグマおよびスカンクで、検疫期間は原則180日間である。動物の狂犬病では180日を超える潜伏期間は、ゼロではないが、極めて少ない。このため、万一感染していた場合にも検疫所内で発病して摘発されるため、国内へ感染動物が入り込むのを防ぐことができると期待されるのである。

　ただし、イヌとネコに関しては、180日間の検疫期間には例外が設けられている。輸出国の狂犬病汚染状況、輸入される動物のワクチン接種歴や免疫状態、輸出国政府による狂犬病非感染の証明などが日本政府の求める条件を満たした場合には、ほぼ書類審査のみで入国が許可され、12時間以内に手続きは終了する。科学的で合理的な非感染証明が行える動物にまで、闇雲に検疫を求めるべきではないからである。

　ペットのイヌやネコはこの条件に合致することが多いので、海外で飼育していた動物を連れ帰る場合は、十分な時間的余裕を持って大使館・領事館等に問い合わせるとよい。この条件を満たさない場合は、ペットのイヌやネコも180日間の検疫を受けなければならない。

　こうした検疫体制は、第6章で説明したイギリスで行われているPETS（**図17**）とほぼ同じと考えてよい。日本などの島国である狂犬病清浄地に、海外から感染動物の輸入を防ぐための、現在考えられる最も合理的な検疫方法であろう。

1 動物検疫所において、狂犬病予防法に従って検疫中のネコに神経症状があらわれた。検疫所では注意深く経過を観察した。このネコはアメリカ合衆国からの帰国者が在米中に飼育していたペットで、急な帰国であったため日本入国に備えた準備はしていなかった。狂犬病ワクチンは未接種で、抗体測定も行っていなかった。規定によって180日間の検疫を受けるため、成田空港隣接の動物検疫所に収容されていた。

2 検疫ネコは、ネコ用個室に収容され、餌は朝夕2回、水は随時飲める

ようにされていた。

3 収容17日後までは行動等に異常は認められなかった。

4 18日後、係員に対して強い警戒心を示した。この時点では飼い主と離れているために不安が強くなったのか、何らかの原因による神経症状であるのか、動物検疫所の獣医師にも判断はできなかった。

5 20日後、係員に対して攻撃的な行動をとるようになった。連絡を受けて面会に来た飼い主も、行動がいつもと違うことを認めた。動物検疫所では、観察が容易に行えるように、発病ネコを個室からネコ用ケージに移した。

6 21日後、餌を全く食べず、音や光に対する反応が異常に高まってきた。動物検疫所の獣医師から、狂犬病の可能性が指摘された。
ネコが真性の狂犬病であった場合に備えて、飼い主に対して暴露後ワクチン接種が開始された。

7 22日後、攻撃性が強まり、ケージの網に噛みつく、歩く時に体の協調を欠いて運動失調の症状を見せる、唾液の分泌が増加する、下顎の下垂、などの狂犬病を疑わせる症状が強くなったため、飼い主の同意を得て安楽死処分がなされた。直ちに病理解剖が行われ、脳と唾液腺を摘出して動物検疫所内で検査を行うとともに、一部は国立研究所へ持参した。

8 検査の結果、唾液腺からはRT-PCR法によって狂犬病ウイルスの遺伝子が検出された。FA法によって、脳内に狂犬病ウイルス抗原が検出された。

9 動物検疫所では、ネコの履歴、症状、RT-PCRとFA法による検査の結果から、このネコは狂犬病に感染していたものと確定診断を行った。

法律に従い、担当獣医師から保健所へ届け出が行われた。

10 ネコの狂犬病が確定したことから、飼い主に対する暴露後ワクチン接種は90日間にわたり、計6回、行われた。飼い主には、その後も狂犬病の症状はあらわれていない。

11 国立研究所の検査で唾液腺と脳を接種したマウスからは、後日、狂犬病ウイルスが分離された。分離ウイルスの遺伝子解析の結果、北アメリカでコウモリが保有しているウイルスと同型であることが明らかとなった。

12 飼い主によると、このネコは帰国前1週間は飼い主とともにホテルに滞在していたが、それ以前は都市郊外の一戸建ての家屋で特に行動を制限せずに飼育し、裏庭や近隣へも自由に出歩いていた。年に1〜2回、リスをくわえてくることがあった。周囲は夕方になるとコウモリが飛んでいたが、帰国前にコウモリを捕獲していたかどうかは明らかではない。

　日本では、これまで動物検疫所内で発症した動物はいないとされている。しかし海外では、検疫中に発病した動物の例は多数報告されている。

実例

イギリスでの動物検疫所内発生報告

　1922年から1969年の間、イギリスではイヌ25頭、ネコ1頭、レパード1頭の検疫所内での狂犬病発病が記録されている。6カ月間の検疫期間には異常は認められず、終了後に持ち主に引き取られた後で発病したイヌも2頭報告されている。
　1966年には、輸入直後に研究機関へ搬入されて自主検疫中のアカゲザル

が狂犬病を発病したことが報告されている。
　1969年には、検疫所内でイヌからイヌへ狂犬病がうつった可能性も報告されている。

　現在日本では、輸入動物によって狂犬病が持ち込まれる危険性を最小限のものとするために、動物種によって輸入禁止、検疫、衛生証明書の添付義務などの規制を設けている。これらの輸入規制に関しては、後の項でくわしく説明することとしたい。では、正規の手続きを経て輸入された動物をペットショップで購入した場合、購入後に狂犬病を発病する可能性は、本当にないのだろうか。市中で狂犬病が発生した時は、検疫施設内の発生に比べて、対策が必要とされる範囲は一気に拡大し、困難を伴うことになると思われるのである。

　このような、ペットショップ等で購入した外国産の動物が狂犬病を発症した例は、アメリカ合衆国やヨーロッパでは記録が残されている。購入した動物が痙攣発作を起こして死亡し、診察した獣医師が狂犬病を疑って検査機関に検体を送り、その結果狂犬病と判明した例が多い。しかし、多くの場合、動物の入手経路や販売先に関してペットショップが記録を残していなかったり不正確な記録であったりすることもあり、感染の拡大を防ぐための追跡調査が困難となる場合が多い。そのため、販売したペットショップを訪れた可能性のある人などに対して、メディアなどを通じて暴露の恐れのあることや、万一の発症を予防するための暴露後接種を受けるように呼びかけられた例が多い。対象が子供の場合には暴露の可能性を正確に確認できない場合が多く、その結果不確実な情報をもとに、暴露後ワクチン接種が行われることになる。

Simulation 7
不法輸入動物の発病のシミュレーション

　日本に入ってくる動物のすべてが検疫を受けたり、正確な狂犬病非感染の証明書を携えているとは限らない。法律で求められている要件をかいくぐって輸入される密輸動物は、必ずや存在すると思われるからである。また、非感染証明書の

第7章　懸念される日本への再侵入とそのシミュレーション■

内容に誤りや不正のある動物もいるであろう。

1 K市の40歳代の男性が休みなく部屋の中を歩き続け、意味不明の言葉を発するなどとして妻に付き添われて神経内科を受診し、入院した。3〜4日前から悪寒、発熱、頭痛、軽い下痢があり、それまでと異なって不安症状や怒りっぽさをあらわし、ふさぎ込んだり夜は眠られないと訴えた。

2 入院から2日後、激しく興奮したり幻覚を訴えるようになり、時に全身性の震えや痙攣が見られるようになった。

3 7日後、それまでの症状に加えて唾液の分泌量が著しく増加した。夫に見られたような症状は、妻にはいっさい、あらわれなかった。

4 10日後、突然昏睡に陥った。

5 12日後、呼吸が停止したため人工呼吸に切り替えた。10時間後、心停止のため永眠した。病理解剖を行ったが原因は不明であった。

6 妻の説明では、患者は趣味のエキゾチック動物を見るために、入院4カ月前に妻とともにオーストラリア東海岸に約1カ月間滞在した。現地では動物園でカンガルーやコアラと触れ合う機会はあったが、その他の動物は見るだけで接触はなかった。

しかし、紹介された動物商からアカオオコウモリが入手できることを聞き、帰国前夜に購入した。オオコウモリの飼育は以前からの希望で、今回のオーストラリア渡航も、入手の可能性を探る目的があった。オオコウモリは衣類などでつくった空間に収めてバックパックに入れ、オーストラリア出国の機内持ち込み手荷物の検査を通過した。夫妻はコウモリが輸入禁止動物であることを承知していたので、日本入国時には検疫所や税関への申告は行わなかった。通関時にはバックパックの検査は求められなかったため、購入してから24時間以内に自宅へ

105

持ち込むことができた。確信的な密輸であった。

7 自宅では4.5畳の部屋を飼育室とし、放し飼い状態で飼育を始めたが、コウモリは徐々に元気が消失し、餌の果物を食べなくなった。帰国後12日目には攻撃を加えるように口をあけたり、異様な鳴き声を出したり、翼（前肢）が震えるなどの症状も見られたという。これらが、このコウモリの本来の性質なのか、環境が変わったためあらわれたのか、旅行による一時的なものか、あるいは何らかの病気のためであるのか、判断はできなかった。

8 14日目、夫は世話をしていて手の甲を前肢の爪で引っ掻かれたが、傷口の出血を我慢して世話を続けた。この時、妻も同じように引っ掻かれていた。

9 16日目、コウモリは衰弱し、止まり木から降りていた。

10 コウモリは18日目の朝、死亡していた。死体は衛生上問題があることを承知で生ゴミとして処分した。

11 患者が入院したのはコウモリに引っ掻かれてから3カ月後であった。

12 担当医はコウモリに引っ掻かれてから発病するまで、ほぼ3カ月が経過していたことから、発病原因にコウモリが関係している可能性には当初否定的であった。しかし、症状や病理解剖所見からも原因が突き止められなかったため、保存してあった患者の血清、髄液、脳組織、肝臓組織、脾臓組織を国立研究所へ送付し、検査を依頼した。

13 国立研究所では、ヘニパウイルス、メナングルウイルス、キャサヌール森林熱ウイルス、チクングニアウイルス、日本脳炎ウイルス、ウエストナイル熱ウイルス、および狂犬病ウイルスを対象として検査を行った。その結果、狂犬病ウイルスに対して行った脳のFA検査のみが

陽性反応を示し、その他はすべて陰性であった。

14 各種のモノクローナル抗体を用いてさらに詳細に検査を行った結果、陽性反応は典型的な狂犬病ウイルスに対する反応ではなく、狂犬病ウイルスと極めて近縁のオーストラリアコウモリリッサウイルスである可能性が強く疑われた。

15 この段階で直ちに妻の血液検査を行ったところ、狂犬病ウイルスに対する抗体が陽性であることが判明した。妻は3年前に東南アジアへ旅行する前に国内で狂犬病ワクチンを2回接種（暴露前接種）していたと説明した。その時には夫は接種を受けていなかった。

16 担当医は、行動歴、症状、検査結果から、患者は密輸入したオオコウモリが原因のオーストラリアコウモリリッサウイルスの感染により死亡したと診断した。妻は、狂犬病に対する暴露前接種が有効であったため、発症しなかった可能性が強いと考えられた。

17 K市の衛生部と厚生労働省は生ゴミとして処分されたオオコウモリの死体によって職員や周辺動物に感染が広がった可能性を聞き取りによって調査した。しかし、実態の把握は困難であった。

18 後日、脳の組織切片を別のモノクローナル抗体を用いて検査したオーストラリア国立動物衛生研究所から、オーストラリアコウモリリッサウイルス抗原の検出が確認されたとの連絡があった。

　日本が輸入動物に対して、輸入禁止、検疫、衛生証明書の添付などの規制を講じているのは、海外からの感染症の侵入を防ぐために、合理的で効果があるとの科学的な判断に基づいて行われている。特に、エキゾチックアニマルには日本がほとんど経験したことのない「未知」とも言える病原体が潜んでいる危険性が残されている。外見上元気な動物であるとか、それまでに誰も感染したことがない

などといった素人判断で密輸などを行うことがあってはならない。そのような動物が原因となって健康被害を受ける可能性が最も強いのは、密輸を行った当事者や、そのような動物を飼育した人である例が多い。

　海外から持ち込まれる動物が輸入禁止動物であるのか、検疫対象であるのか、あるいは衛生証明書が必要であるのかを水際で的確に判断することも、動物検疫所などに求められる重要な役割である。海外ではこのような水際の判断や手続きを誤ったために、感染動物の輸入を許した例も知られている。

実例

検疫所の判断ミスによる感染動物の侵入例

1. 1988年、メキシコからアメリカ合衆国に輸入された5カ月齢の子犬が、輸入後3週目に四肢の震え、便や尿のたれ流し、唾液の大量分泌、異常な鳴き声で吠えるなどの症状で獣医師による診察を受けた。

2. このイヌが狂犬病の予防接種を受けていなかったこと、輸出地の狂犬病流行状況、症状などから、獣医師は狂犬病の疑いを持って専門機関に検査を依頼したところ狂犬病が確認された。

3. アメリカでは、本来このようなイヌに対しては検疫が行われることになっていたが、後日の調査により、このイヌに対しては輸入時に必要な狂犬病予防接種証明書の確認を怠ったため、検疫が免除されるイヌとして取り扱われていたことが判明した。これが侵入を水際で防ぐことができなかった原因であった。

4. 感染していたイヌは飼い主である10歳代の少女によって、子守のアルバイトやパーティーにも連れて行かれていたことがわかった。そのため、このイヌに顔を舐められるなど、重度の接触をした多数の人たちに対して暴露後ワクチン接種が行われた。接種や診察等の費用とし

て1万2,000ドル以上が費やされたとされている。

　このように、動物の輸入基準や検疫体制が合理的に定められていても、不法輸入や検査の見落としがあっては狂犬病の侵入の可能性はゼロにはならない。また、輸入検疫や届け出が正しく実施され、不法輸入がないと仮定しても、例数は少ないが、180日間を超える動物狂犬病の潜伏期間の報告もある。実際に、正規の検疫を終了した後に発病した輸入動物の例も知られている。このような状況から、水際での侵入阻止は必ずしも文字通り完全には行うことはできないことがわかる。

7.4 ヒト狂犬病と動物狂犬病の国内発生
── 最も深刻な事態

　ヒトや動物の狂犬病が発生し、その原因が国内にあることが疑われた場合は、海外で感染して国内で発病する輸入感染に比べて、事態は極めて深刻なものとなる。

　国内発生には、ヒト狂犬病の国内発生と、動物狂犬病の国内発生の二つの危険性が考えられる。このうち、ヒト狂犬病の国内発生は、患者周辺に感染源となった動物が必ずいるはずであり、その意味で、すでに動物狂犬病が先に発生していることを意味している。動物狂犬病の国内発生には、動物間流行とヒトへの感染の両方の原因となる危険性があるため、最も警戒しなければならない事態である。

Simulation 8

**ヒト狂犬病の国内発生のシミュレーション
（国内野生動物からの感染）**

1 　20XX年10月、L県の50歳代の女性が興奮、話の内容に脈絡がない、刺激に対する異常に強い反応、痙攣、幻覚などの神経症状をあらわして入院した。患者は入院4日前から38℃前後の発熱、悪寒、頭痛があり、市販の風邪薬を服用していた。右手から頸部にかけての関節痛も

訴えていた。

2 入院後、症状は次第に悪化し、強いヒステリー症状、大量の唾液の分泌、嚥下困難もあらわれた。時に狂騒症状を示した。しかし、狂騒状態がおさまると医師や看護師に冷静に対応することができた。病院は、アルコールや薬物、化学物質に対する中毒のほか、ギランバレー症候群、クロイツフェルトヤコブ病、ウイルス性脳炎などを疑った。

3 入院から8日後、患者は突然昏睡状態に陥った。

4 10日後、呼吸困難に陥ったため人工呼吸を行った。

5 12日後、心臓の機能が停止し、永眠した。

6 家族の同意を得て病理解剖が行われたが、解剖の所見からは原因は特定できなかった。

7 1週間後、採取された脳組織をM大学医学部で病理検査を行ったところ、ウイルス封入体が疑われる構造が認められた。さらに詳細に検査するため、国立研究所へ送付して各種のウイルスに対する抗体を用いてFA法による検査を行った。その結果、脳内の広い範囲に狂犬病ウイルス抗原が検出された。

8 これによって、患者は狂犬病に感染していた可能性が疑われた。国立研究所と厚生労働省は直ちに調査を開始した。しかし、患者には海外渡航歴と移植歴はなく、自宅ではイヌやネコなどの動物の飼育はしていない。また、自宅は都市中心部の高層マンションにあり、マンションは動物の飼育は可能であったが、同じ階や同じエレベーターを使う居住者は哺乳動物の飼育はしていなかった。マンション周辺に野生動物はあらわれず、コウモリが飛んでいるのを見たこともないことなどから、狂犬病感染を示唆する状況証拠は得られなかった。そのため、

当初はFA検査の成績が擬陽性であった可能性も考えられた。さらに、患者周辺の調査と再検査を行うこととした。

9 しかし、その後保存されていた患者血液、髄液および脳組織の再試験を行ったところ、髄液と脳組織からRT-PCR法によって狂犬病ウイルス遺伝子が検出され、モノクローナル抗体を使った分析から、脳組織にはロシア極東に分布している狂犬病ウイルスと同型のウイルス抗原が検出された。

10 さらに患者の行動履歴を再調査した結果、患者は6月下旬に友人らと訪れた北海道の海岸の観光地で灌木の間からふらふらと近づいてきたキタキツネに餌を与えようとして、右手の指を咬まれていたことが判明した。

11 これらの状況証拠から、患者はキタキツネが原因の狂犬病に感染していた可能性が浮かび上がり、厚生労働省、北海道、環境省、農林水産省などによる対策と調査が開始された。

12 対策の一環として、その年の夏またはその前後に北海道を訪れた観光客などを対象として全国向けの広報を行い、北海道内では住民を対象とした広報を行った。
全国向けの広報では、
・キタキツネが原因と考えられる狂犬病の国内発生があったこと
・狂犬病という感染症の性質や特徴と予防法
・狂犬病はヒト→ヒト感染がなく、感染動物への強い暴露（咬傷など）がない限り感染しないこと
などについて科学的な情報を丁寧に、簡潔に、正確に伝えた。さらに、
・北海道で疑わしい動物と接触をした人は直ちに最寄りの保健所等に連絡するよう、広報した。
北海道内では、全国広報の内容に加えて、次の広報も行われた。
・野生キツネや見知らぬイヌなどの動物と接触しないこと

・接触した人は直ちに保健所等へ届け出て、暴露後ワクチン接種の相談を行うこと
・動物の死体を発見した場合には触らずに通報すること
・イヌ等の移動制限、繋留協力に関する広報
・狂犬病ワクチン未接種のイヌは、畜犬登録の有無にかかわらずワクチン接種を受けること
・必要とされる人に対しては暴露前ワクチン接種を行うこと
などであった。

13 患者とともに北海道を訪れた友人、同行ツアー客、前後に同じ土地を訪れたことが判明した各旅行会社の客などを対象として、健康状態の調査や、現地での動物との接触状況などについて、旅行会社等の協力を得て調査した。

14 北海道内では、何らかの神経症状をあらわして入院または通院している患者に対して、狂犬病との鑑別を行うために、病歴や動物との接触歴が調査された。必要な場合は、検査材料を採取して直ちに検査が行われた。

15 問題の海岸観光地を中心とした野外調査では、患者がキタキツネに手を咬まれた場所から10km以内の地で計4頭のキタキツネと、その他の哺乳類8頭の死体が発見された。これらのキタキツネの脳を検査した結果、1頭のキタキツネから狂犬病ウイルスの遺伝子が検出され、このキツネは狂犬病により死亡したと診断された。これにより、この地域に動物の狂犬病があることが明らかとなった。その他の哺乳類の死体からは狂犬病ウイルス遺伝子は検出されなかった。

16 WHOは日本を狂犬病汚染国と指定した。

17 北海道では狂犬病予防法に従ってイヌに対する対策が強化された。これには、飼い犬の繋留、移動制限、未登録犬の登録強化、ワクチン未

接種犬に対する臨時ワクチン接種、放浪犬の保護と収容などの活動が含まれた。また、希望によって、ネコに対するワクチン接種も行われた。これらの措置で、約30万頭分のワクチンが必要となった。

18 北海道では、動物との重度の接触（咬まれる、引っ掻かれる、舐められるなど）があったとして病院を訪れて暴露後接種を希望する人が著しく増加した。

19 国立研究所などで結成された研究チームは、北海道各地で鳥獣保護法による捕獲許可を得て試験的に罠を仕掛け、捕獲されたキツネやアライグマなどの検査を行った。しかし、狂犬病感染を示唆する検査成績は得られなかった。

20 本州以南でもイヌのワクチン接種希望が増加し、北海道で使用するワクチンが不足する恐れが生じたため、北海道で使用する量が優先的に確保された。

21 調査開始後1年が経過した。その間にとられた対策は狂犬病予防法に基づいたイヌ対策（ワクチン接種、移動制限、繋留命令など）と、感染源として疑われたキツネのほか、アライグマなどの野生動物の探索と監視であった。野生動物に対する経口ワクチンは投与されていない。

22 調査開始後、新たな患者、感染動物、感染動物の死体は発見されていない。WHOによる狂犬病汚染国の指定は解除されていない。

　狂犬病患者が国内で発生し、かつその患者が海外との関わりを持たない場合には、必ず国内に感染源となった動物が存在すること、および、すでに動物の間で流行が始まっている危険性があることを意味している。そのため、まず最初に行われる対策は、ほかに患者が発生していないかどうかを緊急に調査するのと同時に、さらなる動物→ヒト、動物→動物の感染を防ぎ、感染源動物の探索を行うこ

とである。これには行政や専門家だけではなく、一般市民の協力も欠かせない。そして、そのためには、専門家や行政は持っている情報を積極的に開示し、必要な対策を迅速に進めることで一般市民の信頼を獲得する必要がある。

　ここで行ったシミュレーションでは「突然北海道のキタキツネに狂犬病が発生した」ことが出発点となっている。それが観光客に広がったのである。「そんな荒唐無稽な！」と思われるかもしれない。しかし、これは決して単なる思いつきではない。過去にこのようにして侵入し、そして根付いた感染症がある。エキノコックス症である。

　エキノコックスは主にキツネの小腸に潜む寄生虫で、この寄生虫の卵が糞とともに排泄されると野菜や沢水を汚染する。ヒトは汚染した野菜を食べたり沢水を飲むことで感染し、数年以上の潜伏期を経た後に、主に肝臓に重大な障害があらわれる。

　現在北海道にあるエキノコックス症は、1965年、根室市で女児がエキノコックス症と診断されたのが始まりであった。この原因こそが、感染したキツネが流氷に乗って千島列島から北海道東部へと漂着し、寄生虫卵を含んだ糞で環境を汚染したことであったと考えられているのである。

　このようにして持ち込まれたエキノコックス症は、現在では北海道で平均すると年間10名以上の新規患者が発見され、キタキツネの約60％が感染し、さらに一部のイヌの間にも広がっている。この病気は野生動物を主な感染源としているだけに対策は極めて難しく、今や北海道における大きな健康問題として対策が急がれている。

　図21に、流氷に乗って漂着したキツネによって持ち込まれたエキノコックス症の感染環を示し、同様のルートによって狂犬病が持ち込まれる可能性についても示した。ロシア極東地域では、イヌの狂犬病ワクチン接種率は低く、狂犬病発生の報告も多い。流氷が形成されるロシアのアムール川一帯での野生動物の狂犬病感染状況は、ほとんど情報が得られていないし、野生動物の間に狂犬病の流行がないことを保証する条件は見られないのである。流氷は気象条件よっては想像以上の高速で移動する。このエキノコックス症のように、狂犬病に感染した動物が流氷に乗って日本に侵入するシミュレーションを、荒唐無稽な話として切り捨てることは誰にもできない。

　キツネの場合、生息密度が高い時は、異なる群れの間では明確な縄張りの境界

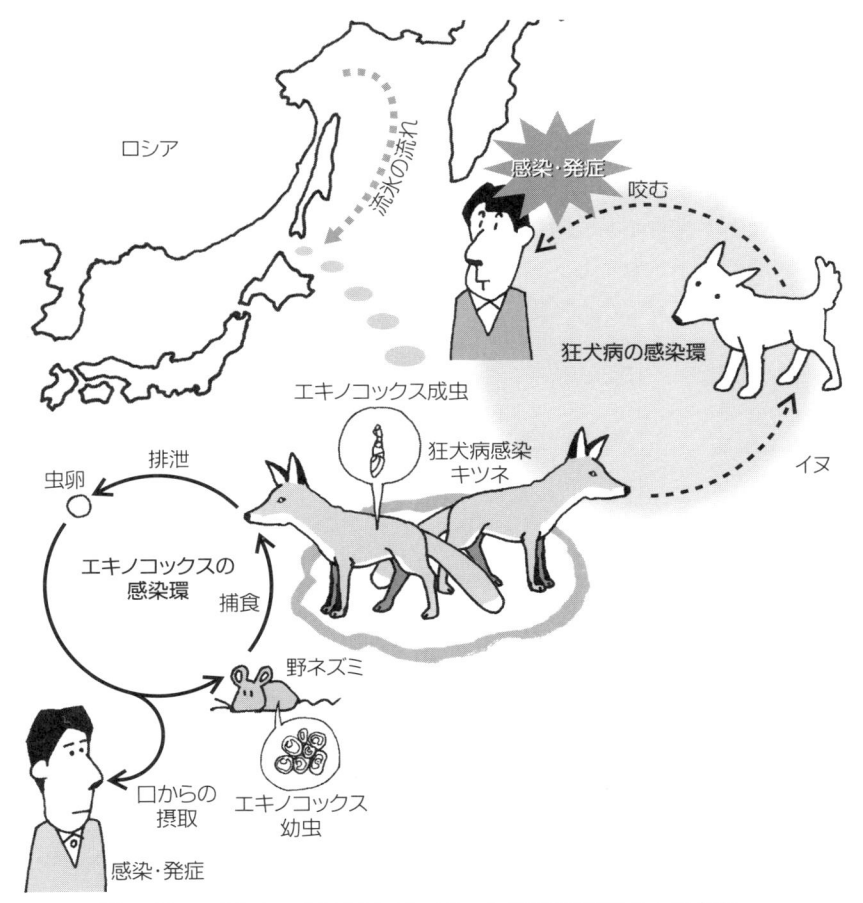

第7章　懸念される日本への再侵入とそのシミュレーション

図21　流氷に乗ってきたキツネによるエキノコックス症の持ち込みと狂犬病
現在北海道にあるエキノコックス症は、感染したキツネが流氷に乗って千島列島から北海道東部へと漂着し、寄生虫卵を含んだ糞で環境を汚染したことによると考えられている。同様に、狂犬病もまた、このようなルートで持ち込まれる可能性は否定できない。

がつくられるため、群れどうしの接触の機会は少ないと言われる。そのため、群れの内部での狂犬病の広がりは早いものの、群れから群れへの感染の機会は少なく、全体としては、狂犬病前線が進む速さは遅くなると言われる。一方、生息密度が低い場合には、縄張りは広く、境界も不明確になるため、群れから群れへの狂犬病の進行速度は速くなる。イギリスにおける試算では、キツネの狂犬病が侵

入した場合に、感染の「前線」が進む速さは、このような群れの形態や地形などによって大きく影響を受け、1年間に14kmから100kmと、大きな幅を持って推定されている。日本でこのように群れから群れへキツネ集団の中を狂犬病が広がるのにどのくらいの時間を要するのか、全く見当をつけることができない。キツネの生息数や密度などを示す生態学的なデータがないためである。

アジアで野生動物が狂犬病の原因となっているとの情報は、北極とその周辺のキツネや朝鮮半島におけるタヌキなど、ごく限られた例を除いて、ない。また、かつて日本でも都市部のイヌを中心として狂犬病が蔓延していたが、それが野生動物に広がることは、幸いにしてなかった。しかし、日本でも、コウモリ、キツネ、タヌキ、アライグマなど、比較的生息数の多い野生動物が狂犬病ウイルスに強い感受性を持っていることから、ウイルス保有集団となる可能性はゼロではないのである。

世界の多くの地域での経験から、いったん野生動物に狂犬病が定着すると、その広がりを推定したり征圧することは極めて難しい。世界の先進国と言われる国々でも、都市型狂犬病対策に成功した後、森林型狂犬病の征圧に苦しんでいる国は現在でも数多く存在するのである。

実例

韓国とフランスの経験に学ぶ

韓国での森林型狂犬病の再侵入の例

第6章でも触れたが、韓国とフランスではいったん都市型狂犬病対策に成功した後、思わぬ形で森林型狂犬病が侵入した。どちらの国も陸続きで他の国と接していることは日本と大きな相違であるが、彼らの経験に学ぶところは大きい。

韓国ではいったん撲滅した狂犬病が、38度線の非武装地帯に隣接した地域で再発生した。1993年であった。発生数はその後確実に増加し、2003年までに、5名の患者も命を落としている。狂犬病ウイルスの遺伝子解析を行ったところ、再発生の原因動物はタヌキで、どうやら非武装地帯を越えて

北朝鮮から侵入したらしい。非武装地帯は野生動物にとっては言わば聖域で、動物の感染症対策が行われることもない。

フランスでの森林型狂犬病の再侵入の例

一方フランスでは、1950年代後半にイヌなどが原因となる都市型狂犬病が撲滅された。しかしその後、予期せぬ形で森林型狂犬病が再発生したのであった。1968年、ドイツザール地方との国境を越えて狂犬病感染キツネが侵入し、フランス国内の野生キツネの間を侵攻して、パリなどの大都会にも迫る勢いを見せたのであった。これに対してフランスがとった対策は、遺伝子組換え技術で製造した経口ワクチンを散布することで、これによって、再侵入から30年後の1998年12月、ようやく侵入地点であったドイツザール地方にまで追いつめ、再撲滅に成功した（p.71の**図16**参照）。この対策には経済的に極めて大きな出費が必要とされ、イヌをはじめとした飼育動物に対するワクチン接種、監視活動、実験室診断の充実などに数百億円の費用を要したとされる。

この二つの国の実例を見るまでもなく、森林型狂犬病はこれまで日本が経験したことのない流行形態の狂犬病となる。その際、日本で考えられる重要な野生動物としては、このシミュレーションで提起したキツネのほかにも、タヌキ、コウモリ、そして野生化して繁殖しているアライグマが挙げられる。韓国とフランスの経験に学ぶところは多い。

海外では、野生動物の狂犬病に対して遺伝子組換えで製造した経口ワクチンが効力を発揮している。しかし国内では、現時点で野生動物の狂犬病は存在しないため、この種の経口ワクチンの必要性はなく、製造もされていない。しかし、万一野生動物に狂犬病が侵入して定着の恐れが考えられる場合には、経口ワクチンの使用を視野に入れて、海外からの輸入や国内製造の必要性も生ずる可能性が出てくるだろう。

Simulation 9

動物狂犬病の国内発生のシミュレーション
（港湾での不法上陸動物からの感染）

1 20YY年1月20日、日本海に面するN県O市で、港から約300mの家で飼われている3歳の雌イヌ（イヌNo.1とする）の行動異常に飼い主が気がついた。庭を休みなく歩き回り、近づくと物陰に隠れて出てこなくなった。頻繁に遠吠えのような異常な鳴き声で鳴くようになった。次第に大量の唾液の垂れ流し、口をあけたままで餌や水を飲み込めない、喉に詰まっているものを吐き出そうとする行動を繰り返すようになったので、獣医師に往診を依頼した。飼い主がイヌの行動異常に気がついてから獣医師の診察を受けるまで2日を要した。診察した獣医師は、ジステンパー、肝炎、破傷風、化学物質による中毒、脳腫瘍、その他の原因の脳神経炎などの可能性を疑った。このイヌには狂犬病ワクチンの接種歴がなかった。

2 1月25日、通りがかりの人への威嚇や攻撃行動、四肢のふらつきが見られるとして再度往診。この時点で飼い主から、3週間前の散歩時に見知らぬ放浪犬（イヌNo.2とする）と喧嘩になり、頸の後ろを咬まれたとの情報を得た。獣医師はP港に入港したロシア船から逃亡したイヌが原因の狂犬病である可能性を疑い、家畜衛生保健所と県農政部へ連絡した。

O市にあるP港は全国でも有数のロシア船の入港の多い港で、同乗してくるイヌを船員が無許可で上陸させているとの情報が多数寄せられ、市の衛生部や獣医師会では狂犬病侵入の危険性を、かねてより問題にしていた。

3 1月26日、農政部は県衛生部と連絡を取り厚生労働省へも通報した。その結果、発症しているイヌNo.1は早期に安楽死処分を行い狂犬病の検査を行うように助言を受けた。しかし、飼い主の同意が得られな

かったため、確定診断前に安楽死処分をすることはできなかった。イヌNo.1は市の動物愛護センターに収容した。センターでは、ほかの動物やヒトが接近することがないように措置を講じたうえ、繋留したまま経過観察を行うこととした。国立研究所での検査のため、垂れ流している唾液を採取して送付した。

4 厚生労働省の助言によって、イヌNo.1が真性の狂犬病であった場合に備えて、飼い主と家族は隣接のR市にある大学病院で暴露後ワクチン接種を開始した。診察した獣医師とイヌNo.1を収容している動物愛護センターのスタッフはすでに暴露前ワクチンを接種済みであったので、追加接種を行った。

5 この間、N県と厚生労働省は、真性の狂犬病が発生した場合に備えて協議を始めた。ロシア船の入港の多いP港は人口がおよそ10万人のO市にあって、東西を人口約20万人のR市と約40万人のS市に挟まれている。これら3市は一連の田園市街区域を形成していた。そのため、対策はO市だけではなく、R市とS市を加えた合計人口約70万人の地域に対して行う必要があると考えられた。この3市を合わせて、イヌの畜犬登録数はおよそ3万5,000頭、狂犬病ワクチン接種数は2万5,000頭、接種率は約70％であった。しかし、実際には未登録のイヌを含めた飼い犬の数は約7万頭と推定され、未登録犬を含めたワクチン接種率は40％未満と考えられた。また、ネコは約5万5,000頭が飼育され、そのほとんどすべてが狂犬病ワクチンの接種は受けていないと考えられた。以後の動物対策は、このような背景を考慮して行うことが了解された。

6 県および市の農政部と衛生部が中心となって、P港を中心として原因となった放浪犬（イヌNo.2）の捜索が開始された。また、ほかに発病しているイヌや咬傷を受けたイヌやヒトがいないかを調査するため、県獣医師会と県医師会へ協力が要請された。

7 幼稚園、保育園、小中学校等に対しては、子供たちが保護者のいない場所でイヌやネコなどに不用意に接近することがないように指導するよう、要請された。

8 1月28日朝、興奮状態にあったイヌNo.1は急におとなしくなり、昏睡に陥り、3時間後に死亡した。飼い主の同意を得て死体を県衛生研究所へ搬送し、脳を摘出して、衛生研究所職員によって国立研究所へ搬入された。

9 1月28日夕刻には、前日送付された唾液のRT-PCR検査によって狂犬病ウイルス遺伝子が検出された。
同日夜からは、脳検体を用いて病理組織学的検査、FA法により狂犬病ウイルス抗原を調べる検査、RT-PCR法による狂犬病ウイルス遺伝子の有無を調べる検査が開始された。

10 1月29日早朝、モノクローナル抗体を用いたFA法によって脳内に多量の狂犬病ウイルス抗原が検出された。また、RT-PCR法により脳組織中にも狂犬病ウイルス遺伝子が検出された。

11 これらの検査結果ならびに臨床症状から、死亡したイヌNo.1は狂犬病であったと確定診断され、診察した獣医師から保健所へ正式の届け出が行われた。

12 1月29日夕刻、狂犬病の確定診断が下されたことを受けて、厚生労働省は次のような内容を含んだ発表や広報活動を行った。
・O市でイヌ狂犬病が発生したこと
・ヒトへの感染は起きていないこと
・イヌの狂犬病とヒトの狂犬病に関する、獣医学的、医学的情報を正確かつ簡潔に広報した
・O市およびその周辺でとられる対策の内容と、それに対して市民の

協力が必要であること
・O市およびその周辺以外ではヒトにもイヌにも感染の危険性はないこと

13 O市、R市およびS市では住民に対しては次の措置がとられた。
・イヌやネコに咬まれたり引っ掻かれることがないよう、呼びかけ
・万一、咬まれたり引っ掻かれた場合には、直ちに保健所に連絡するよう呼びかけ
・何らかの異常が認められるイヌやネコがいた場合、直ちに保健所または動物病院に連絡するように呼びかけ
・イヌ等の移動制限が実施され、繋留協力の呼びかけ（狂犬病予防法に基づいた措置）
・死んだイヌNo.1を咬んだ放浪犬（イヌNo.2）の特徴（毛色、体高、体長など）をテレビ、ラジオ、新聞、自治体広報車等を通して広報し、情報提供を呼びかけ
・イヌNo.2と接触したり咬まれたりした人の探索
・イヌNo.2と接触したり喧嘩をした可能性のあるイヌの探索
・動物の死体を発見した場合には触らずに通報するよう、呼びかけ
・必要とする人に対しては暴露前ワクチン接種を行うこと

14 1月30日、O、R、およびS市では、飼い犬に対しては、登録や狂犬病ワクチン接種歴の有無にかかわらず、ワクチンの一斉接種が開始された（狂犬病予防法に基づいた措置）。接種には3市の獣医師会と会員となっている35の動物病院が協力した。接種は参加動物病院の所在地とは無関係に、イヌNo.1が飼育されていた街区を最優先順位として、放浪犬（イヌNo.2）の移動線を想定しながら遠心的に、街区ごとに移動しながら進められた。接種の呼びかけと確認は、市の広報車や市の職員の戸別訪問によって徹底して行われた。3市の全地域の接種には7日間を要し、約5万頭のイヌとネコに接種が行われた。接種には3市から公費によって自主的な助成が行われた。

15 1月30日、市民から、原因となったと思われる放浪犬(イヌNo.2)と3〜4週間前に喧嘩をした飼い犬(イヌNo.3とする)が、2日前から嚥下困難と歩行困難になり、うずくまったままであるとの通報を得た。狂騒や興奮症状は認められず、攻撃行動をとることもなかったが、飼い主が近づいても避けるように物陰に隠れる行動を示した。県衛生部では、この飼い犬が狂犬病ワクチン未接種であったため狂犬病に感染している可能性が高いことを説明し、飼い主の同意を得て安楽死処分を行った。検査材料を採取して、職員が国立研究所へ搬入した。イヌの飼い主、遊びに来ていた飼い主の息子とその家族、および隣家の家族に対して狂犬病ワクチンの暴露後接種が開始された。

16 1月31日、市民からの通報により、イヌNo.2が、神社境内で死体で発見された。死後約3週間が経過していると思われたが、県の衛生研究所へ搬入して検査材料を採取し、県職員が国立研究所へ搬入した。

17 2月1日早朝、国立研究所での検査の結果、咬傷被害を受けて死亡したイヌ(イヌNo.1)と安楽死処分のイヌ(イヌNo.3)の脳と唾液、および原因となったとされる放浪犬(イヌNo.2)の脳には、狂犬病ウイルス遺伝子が検出された。遺伝子解析の結果から、これら3頭のイヌは同一の狂犬病ウイルスに感染していたことが確認された。FA法により、イヌNo.1およびイヌNo.3の脳内に狂犬病ウイルス抗原が検出された。イヌNo.2の脳は死後の損傷が激しく、FA検査は行えなかった。

18 イヌNo.2およびイヌNo.3に対する実験室診断が陽性であったことを受けて、診察に当たった獣医師から正式に保健所に狂犬病の届け出がなされた。

19 WHOは日本を狂犬病汚染国と指定した。

20 当局は、寄せられた情報から、次の状況に合致する人は、狂犬病感染犬に暴露した可能性があるとして、TEL 012-345-678X（24時間）へ通報するように呼びかけた。

・男の子（5〜6歳）と女の子（3〜4歳）を連れた男女二人連れ。1月2日または3日夕方4時頃、O市T町のU公園で問題の放浪犬（イヌNo.2）に餌を与えていた。

・関西なまりのある30歳前後の女性、身長150〜160cmくらい、赤またはピンクのワンピースまたは同系統色のツーピース、1月4日か5日の午後3時頃、O市T町、V橋付近でイヌNo.2に吠えられていた。

・50歳前後の夫婦らしき男女。1月4日か5日の午後3時頃、O市T町W公園で飼い犬を連れて散歩中、イヌNo.2と飼い犬が喧嘩をしそうになった、または喧嘩をした。

21 O、RおよびSの3市では、飼い主が見当たらない放浪犬の捕獲作業を徹底して行った。放浪犬発見の通報も増加し、収容犬の数が3市の動物愛護センターの収容能力を超過したため、愛護センター敷地内に臨時の収容施設を設置して利用した。収容されたイヌの多くは、観察期間終了後、狂犬病ワクチンを接種したうえで、飼い主によって引き取られた。

22 全国のロシア船の入港の多い港湾でイヌに対するワクチン接種を強化し、狂犬病疫学調査が行われた。

23 全国的にイヌとネコに対する狂犬病ワクチン接種の希望が激増したが、O、RおよびS市とその周辺、および全国の港湾地区で不足が生じないように、調整が図られた。

24 厚生労働省と海上保安庁は、全国の港湾で、自治体と協力して外国船に対して、乗船している動物を不法に上陸させることのないよう、強く呼びかけを行った。

25 調査開始後1年を経過したが、対策と監視活動は続けられている。その間、患者、新たな感染動物、感染動物の死体は発見されていない。WHOによる狂犬病汚染地域の指定は解除されていない。

　すでに説明したように、ロシア船によるイヌの不法持ち込みは大きな問題となっている。これが原因となる狂犬病侵入の危険性は、一般に思われているよりはるかに大きい。停泊中に船から降ろさないように厳重に規則を守るように徹底しなければならない。
　疑わしい動物を検査する第一の目的は、その動物が真性の狂犬病であったかどうかを早期に判断して、咬まれた人に対する暴露後免疫の必要性を明らかにすることである。そのため、動物を安楽死処分して検査材料を採取することが急がれるが、このシミュレーションのように、飼い主が動物の安楽死処分を拒否した場合には、繋留して動物に症状があらわれるかどうかを注意深く観察することになる。その間は、その動物が狂犬病に感染しているとの前提に立って、咬まれた人に対しては暴露後免疫を継続することになる。放浪犬など、飼い主が不明の動物に狂犬病が疑われる場合には、安楽死処分、病理解剖のうえ検査材料を採取し、早急に検査しなければならない。これらの措置は動物愛護の精神に則って、動物に苦痛を与えることなく、動物とその生命に対する尊厳を持って行われる。決して人を咬んだイヌに対する"憎さ"や"怖さ"といった感情に流されることがあってはならない。
　ところで、このシミュレーションで示したような、「35の動物病院の獣医師が7日間に5万頭の動物にワクチンを接種」することは可能だろうか？　実はこの数字は、アメリカ合衆国テネシー州における1948年の経験を参考に設定してある。この年、同州メンフィス市とその周辺ではイヌの間に大流行した狂犬病に対して、市内の獣医師15名が行政のバックアップを得て8日間に2万3,000頭のイヌにワクチン接種を行い、イヌ、そしてヒトの狂犬病発生の制圧に成功している。単純計算すると、獣医師1名が1日に192頭のイヌに対してワクチンを接種したことになる。まさに超人的な活躍ではないか！　このような献身的な労働提供を強いることの是非は別として、ここでは、35の動物病院各1名の獣医師が、1日204頭の接

種を7日間にわたって行うシミュレーションとした。

海外にも、不法に持ち込んだイヌが狂犬病であったことが判明して、多数の関係者が暴露後ワクチン接種を受けることになった例がある。

実例

フランスにおける不法持ち込みのイヌが原因となった狂犬病汚染

1 2004年8月、フランス南西部で4カ月齢の子犬が嚥下困難の症状や他のイヌやヒトに対して攻撃的な症状をあらわした後、発症後3日目に死亡した。診察した獣医師は症状、およびこのイヌがモロッコからスペイン経由でフランスへ入国したことを聞き、狂犬病を疑ってパスツール研究所に検査を依頼した。その結果、脳内に狂犬病ウイルス抗原が認められた。また、口腔ぬぐい液から狂犬病ウイルスの遺伝子が検出され、ウイルス遺伝子の分析から、アフリカのモロッコで流行している狂犬病ウイルスの可能性が高くなった。

2 このイヌは、ワクチン接種を受けていないことが判明した。また、血液中の抗体検査も受けていなかった。本来EU加盟諸国では、EU域内に持ち込まれるイヌに対しては狂犬病のワクチンが接種済みで、かつ血液検査によって免疫があることが確認されていることが求められている。しかしこのイヌは、この規定をくぐり抜けて不法にEU域内に持ち込まれていた。

3 さらに調査の結果、このイヌはヒトに狂犬病を感染させる可能性の強い時期に飼い主といっしょにフランス国内を旅行し、多数のヒトやイヌと接触し、咬傷を与えていたことも判明した。

4 フランスの保健当局はイヌの写真と、このイヌが連れて行かれた場所、日時などの情報を報道機関を通して公開した。接触した可能性のある

人に対して直ちに保健当局へ申し出るよう呼びかけと追跡を行う一方、暴露後接種を開始した。最終的には、感染リスクのあった187名に対して暴露後接種が行われた。EU域内は夏休みで特に人の移動が活発であったため、フランス国内だけでなく、関係したヨーロッパ諸国でも大きく報道された。

5 リスク地域のイヌ等に対する曝露調査と予防対策が行われた。その結果、問題のイヌから狂犬病をうつされた恐れのあるイヌ29頭が安楽死処分された。

6 フランス保健当局がこのイヌとの接触者を追跡するために公開した情報には次のようなものがあった。
・フランス人と北アフリカ系と見られる男女二人連れ（5歳くらいの男の子と女の子を連れていた）。ボルドーの河岸で午後9時頃（日にち不明）問題のイヌと遊んでいた。
・スペイン語なまりのフランス語を話す若い女性。8月10日または11日、幼い娘と小型犬のウエストハイランドテリア（毛色は白）を連れてボルドー湖付近を散歩していた。
・サイクリング途中の40歳くらいの男性。レストラン・アフェスタの前のガローヌ桟橋で問題のイヌに追われていた。
・ラブロイ近辺で問題のイヌと遊んでいた50歳前後の男女二人連れ。

　この例に見られるような不法持ち込みのイヌによる狂犬病の発生は、フランスでは2002年以降6例が報告されている。いずれも、アフリカ北部から持ち込まれたイヌが原因であった。持ち込まれたイヌが子犬の場合、狂犬病の症状は成犬に比べて不明瞭なことが多いため、特に注意が必要とされている。

Simulation 10

ヒトの原因不明の脳炎発生のシミュレーション
（リッサウイルス感染）

1 Z県の脳神経科病院より国立研究所に、4週間前から入院している男性患者の実験室診断の依頼があった。患者はa大学農学部の演習林で野生動物の生態を研究している大学院学生で、入院2カ月くらい前、ホオヒゲコウモリ（ヒナコウモリ科）を捕獲して識別票を取り付ける作業をしている時に、何度か引っ掻かれたり咬まれたりしていた。

2 入院1週間前から発熱、悪寒、食欲不振、倦怠感、不眠、興奮、嚥下困難、情緒不安定、ヒステリー症状、歩行困難があった。入院後症状は徐々に軽くなってきている。現在では病院内は自由に歩行している。

3 病院では、アルコール中毒、麻薬や覚醒剤などの薬物使用、化学物質中毒などのほか、感染症に関してはダニ媒介性脳炎、ライム病、野兎病、日本脳炎、バベシア症、ブルセラ症、リステリア症などの可能性を疑って治療、検査を行ってきたが、確定診断には至っていない。

4 国立研究所では、病院から患者の血液、血清、髄液を入手して、Q熱、ツツガムシ病、鼠咬症、ヒストプラズマ症、ウエストナイル病、狂犬病の検査を行った。

5 その結果、血液中に狂犬病ウイルスに対する抗体が検出された。しかし、中和試験の結果から、これが狂犬病ウイルスに対する抗体であるとは確定できなかった。患者はこれまでに海外旅行の経験はあるが、狂犬病ワクチンの接種歴はない。
これらのことから、この患者は狂犬病ウイルスと抗原性が類似の病原体に感染した経験を持つことが推測された。その感染が今回入院の原因となった症状と関係があるかどうかは確認されなかった。

6 以前、同じ演習林で患者が調査捕獲したホオヒゲコウモリ10頭が、−80℃のフリーザーに保存してあったので、国立研究所において病理学的検査と脳のRT-PCR検査を行った。その結果、このうちの2頭の脳から、RT-PCRによって狂犬病ウイルスと類似の遺伝子が検出された。遺伝子解析の結果、この遺伝子産物はこれまでに知られている7種類のリッサウイルスとは異なる、未知のリッサウイルスの遺伝子である可能性が強くなった。これらのコウモリの捕獲時の記録によると、ウイルスが分離されたコウモリには異常は認められていなかった。なお、RT-PCR陽性および陰性のコウモリの脳から、狂犬病ウイルスの分離に準じた方法でウイルス分離が試みられたが、いずれも分離することはできなかった。

7 入院中に数回採血された血清の検査結果では、狂犬病ウイルスに反応する抗体が、時期を追って増加していることが明らかとなった。しかし、中和法では狂犬病ウイルスとは異なるウイルスに対する抗体と判断された。

8 これらの結果から、次のような仮説が立てられた。
・患者が野外調査を行っていた演習林では、ホリカワコウモリの約20％がリッサウイルスと思われる未知の病原体を保有している。
・患者は、コウモリに引っ掻かれるか咬まれた時に、この病原体に感染した。
・これによって、風邪様症状と、次いで神経症状をあらわしたが、病原性が弱かったためか、ほぼ自然治癒に近い経過となった。
・ウイルスが分離されていないこともあり、くわしい診断はできなかったが、これらの成績が得られた頃には、患者の症状は消失し、退院した。

9 現在、この演習林内で、国立研究所のチームによってコウモリからの未知のリッサウイルスの分離が試みられている。

現在、わが国には食果コウモリ（オオコウモリ科）や食虫コウモリ（ヒナコウモリ科など）が30種以上棲息している。コウモリは、齧歯目動物（ネズミやリスなど）に次いで、国内で種類と数の多い哺乳類である。これまでに日本国内でリッサウイルスが原因と思われる感染は報告されていないが、そのことが国内にリッサウイルスそのものが存在しないためなのか、仮に存在していてもヒトへの感染事故が発生していなかったためであるのか、あるいは、ヒトへの感染はあったがリッサウイルスが原因であるとの診断がなされなかったためであるのか、明らかではない。

ヨーロッパやオーストラリアで報告されているリッサウイルス感染によるヒトの症状は、狂犬病ウイルス感染による症状と極めてよく似ていて、多くが致死的な経過をたどっている。臨床症状は狂犬病で見られるような発熱、食欲不振、倦怠感、感染（咬傷）を受けた四肢の疼痛や掻痒感、咽頭痛、知覚過敏といった初期症状に続いて、興奮性の亢進、嚥下困難、発声困難、筋痙縮があらわれて、恐水症状や精神撹乱などの中枢神経症状が見られるようになる。症例によっては、呼吸器系の痙縮、呼吸困難、不安感、おびただしいよだれ、知覚錯誤などを伴う。病態は急性かつ進行性であり、痙攣や攻撃的な神経症状は次第に強く持続性となり、四肢の弛緩、脱力と反射の減弱が増強して最後には昏睡状態となり、呼吸停止とともに死亡する。これらの臨床症状から、リッサウイルス感染と狂犬病を区別することはほぼ不可能である。

なお、コウモリが狂犬病ウイルスやリッサウイルスに感染していた場合には、飛行不能や異常飛行などの症状が出現するとされるが、必ずしも飛行状態などの外見からは異常が認められない場合も多いとされる。

実例❶

デンマークとオランダにおけるコウモリのリッサウイルス保有状況

デンマークの例

1 1985年、校庭に弱ったホリカワコウモリがいるのを教師が見つけ、

茂みの中に逃がしてやろうと手に取った時、指を咬まれた。

2 教師自身は病院を受診し、コウモリは動物病院に届けた。

3 動物病院では、コウモリを安楽死処分してコペンハーゲンの中央獣医学研究所へ送った。

4 FA検査の結果、コウモリはヨーロッパコウモリリッサウイルスによる狂犬病に感染していたことが明らかになった。

5 教師には狂犬病ワクチンを用いた暴露後接種が行われた。

6 この年、デンマークでは衰弱して検査のために持ち込まれたコウモリ10頭に、ヨーロッパコウモリリッサウイルス感染が確認されている。

オランダの例

1 デンマークでのヨーロッパリッサウイルスの検出を受けて、オランダでは全国的なコウモリ調査が行われた。

2 その結果、1987年には調べた1,047頭のコウモリのうち、73頭（7％）にヨーロッパコウモリリッサウイルスが検出され、そのうち71頭がホリカワコウモリであった。

3 オランダは、ヨーロッパの中でもコウモリ調査が最も活発に行われている国であるが、2001年までに250頭の感染コウモリが確認されている。

4 調査の結果、感染率の高い種はホリカワコウモリで、調査したホリカワコウモリの約20％に感染が認められた。

実例②

イギリスにおけるヨーロッパコウモリリッサウイルスによる狂犬病

1 2002年11月、コウモリの保護活動を行っている男性が吐血して入院した。

2 患者には入院の数日前から左手、左腕および頸部に痛みがあり、腹部の異常と嘔吐があった。入院2〜3日前から、左肩と腕の痛みが悪化していた。

3 種々の治療が試みられたが症状は改善しなかった。

4 この間、本人や家族からの聞き取りで、約2カ月前にコウモリの保護活動中にドーベントンコウモリに左手薬指を咬まれていたことが判明した。患者はこれまでに数回コウモリに咬まれていたが、それまでは異常を感じたことはなかった。

5 入院5日後、患者は突然錯乱状態に陥り、攻撃性を示し狂騒状態となり、鎮静剤を投与された。恐水症状や恐風症状は見られなかった。

6 集中治療室に移されたが昏睡状態となり、四肢は完全に脱力した。

7 患者の臨床症状と、患者がコウモリを対象とした野外活動を行っていたとする履歴からリッサウイルス感染が疑われ、唾液、血液、皮膚を採取して実験室検査のために発送した。

8 この間、抗生物質の投与や免疫抑制療法をはじめ、さまざまな治療が試みられたが、症状は改善しなかった。

9 検査の結果、2型ヨーロッパコウモリリッサウイルスによる感染であることが判明した。

10 入院14日後、患者家族の希望ですべての延命的な治療が中止された後、患者は永眠した。

11 感染源となったドーベントンコウモリはイギリス国内の在来コウモリであった可能性と、ヨーロッパ本土から渡ってきたコウモリの可能性があったが調査は行われなかった。

　リッサウイルスによる感染が存在している地域のうちヨーロッパ諸国では、一般に「リッサウイルスによる狂犬病」として報告している。一方、オーストラリアでは「リッサウイルス感染」と表現し、「狂犬病（rabies）」という言葉は使っていない。農業と観光が国の基幹産業であるオーストラリアにとって、農畜産物の貿易や観光客誘致にとって大きなマイナス要因となる「狂犬病」の言葉はどうしても避けたいという、政治的な判断が背景にあると想像される。もっとも、そのオーストラリア国内でもオーストラリアコウモリリッサウイルス感染に対しては、実際には狂犬病と変わらない対策がとられていることから、「本当はオーストラリアにも狂犬病が存在する」ことを認識しているのは間違いないだろう（第6章、6.9参照）。

第8章
狂犬病を
リ・エマージさせない

8.1 エマージングディジーズとリ・エマージングディジーズ

　ヒトの感染症の原因には、これまでに明らかになっているものだけで、ウイルスや細菌など1,400種類以上もの病原体があることを説明した。このうちの60％以上は動物由来の病原体であり、その数は徐々に増え続けている。感染症が増加している最も大きな原因として挙げられているのは、人間の活動範囲の拡大と活動量の増大である。すなわち、人間による森林等の開発とその結果生ずる野生動物との接触機会の増大、愛玩動物の数と種類の増加、畜産加工品の流通の拡大などであり、純粋に医学生物学的な問題と言うよりは、社会経済的な問題が大きく反映された結果と言うことができる。

　このようにして新しく人間社会にあらわれた感染症や、それまでに発生のなかった地域に新しく出現して健康被害の原因となる感染症は、「エマージングディジーズ（新興感染症）」と呼ばれている。その代表例を**表21**に示すが、この表からも、エマージングディジーズの多くが動物に由来していることがわかる。

　一方、いったんある地域から撲滅されたり、発生がほぼ見られなくなった感染症が何年か後に再び大きな健康被害をもたらすようになった時、それは「リ・エ

表21　主なエマージングディジーズ

出現年	病名	病原体	由来動物
1977	エボラ出血熱	エボラウイルス	コウモリ（？）
1982	出血性大腸菌症	大腸菌O157：H7	ウシ
1982	ライム病	ライム病スピロヘータ	野生齧歯目（？）
1983	ヒト免疫不全症候群	HIV-1	チンパンジー
1986	ヒト免疫不全症候群	HIV-2	霊長類
1991	ベネズエラ出血熱	グアナリトウイルス	野生齧歯目
1992	コレラ	ビブリオコレラO139	ヒト固有の病気
1993	ハンタウイルス肺症候群	シンノンブレウイルス	野生齧歯目
1993	クリプトスポリジウム症	クリプトスポリジウム	ウシ
1994	ブラジル出血熱	サビアウイルス	野生齧歯目
1994	ヘンドラウイルス脳炎	ヘンドラウイルス	コウモリ、ウマ
1995	カポジ肉腫	ヘルペスウイルス8型	ヒト固有の病気
1996	変異型クロイツフェルトヤコブ病	BSEプリオン	ウシ
1996	リッサウイルス狂犬病	オーストラリアコウモリリッサウイルス	コウモリ
1997	高病原性インフルエンザ	A型インフルエンザウイルスH5N1	水禽、ニワトリ
1998	ニパウイルス脳炎	ニパウイルス	コウモリ、ブタ
1999	ウエストナイル脳炎	ウエストナイルウイルス	鳥類
2000	重症急性呼吸器症候群	SARSコロナウイルス	ハクビシン（？）
2003	サル痘	サル痘ウイルス	アフリカ産齧歯目、プレーリードッグ

注）これらのエマージングディジーズのうち、コレラ（1992年）とカポジ肉腫（1995年）は、動物由来感染症ではない。

マージングディジーズ（再興感染症）」と呼ばれている。

　リ・エマージングディジーズの代表例として、第二次世界大戦後、殺虫剤の使用によって一時激減したマラリアが、再び世界的に流行地域や患者数が増加したリ・エマージと、先進国と言われる国々でいったんは征圧された結核が再び猛威をふるうこととなったリ・エマージを紹介してみよう。

このうちマラリアは、赤血球に寄生するマラリア原虫が原因となり、高熱を出したり脳症に陥る感染症である。脳症に陥った時の死亡率は極めて高い。マラリア原虫はヒトからヒトへとハマダラ蚊によって運ばれて感染を広げるため、この病気の流行地は、熱帯地域をはじめとしたハマダラ蚊の生息地に一致している。
　ハマダラ蚊がマラリアを媒介することが明らかになったのは20世紀初頭であったが、それ以降、いかにして蚊を駆除するかがマラリア対策の大きな課題となっていた。この問題の前進に大きな役割を果たしたのは、第二次世界大戦前後に戦争産業として世界中で著しい発展を遂げた化学工業であった。DDT（ジクロロ・ジフェニル・トリクロロエタン）をはじめとした、蚊に対して強い効果を持つ殺虫剤の存在は約100年も前から知られていたが、その大量合成に成功し、安価で高品質の殺虫剤が一般化したことでハマダラ蚊の駆除が進み、マラリア征圧活動が急速に進展したのであった。これによって数年後にはWHOや世界各国の衛生当局は「マラリアは過去の疾病になりつつある」と、この病気との闘いに極めて楽観的な見通しを述べるまでになった。しかし、大量に散布されたDDTをはじめとした薬剤に対してハマダラ蚊が耐性を獲得するまでに長い年月は必要としなかった。いったんはほとんど姿を消したマラリアが各地でリ・エマージして、数年を経ずして殺虫剤使用前の流行状態に戻ってしまったのである。現在では、熱帯地域を中心としたハマダラ蚊の生息地域に約２億人もの患者がいると推定されている。
　一方、現在先進工業国と呼ばれる多くの国では、第二次世界大戦後、抗生物質の使用や医療の技術的な進歩などによって、それまで広がっていた結核が激減した。そのため、結核は過去の病気であるとの誤った安心感が広がり、結核対策の予算や人員を大幅に削減した国も多かった。そして、こうした政策の転換によって、研究や監視体制にブランクが生じただけではなく、一般市民の間でも結核に対する関心や警戒が薄らいでゆく結果を招いたのであった。しかし、まるでその時を狙っていたかのように、結核のリ・エマージが起こったのである。これには、抗生物質に耐性を獲得した結核菌の出現とその拡散、貧困国（地域）から富裕国（地域）への人口の移動とスラムの形成、そしてHIV感染などによって免疫力が低下した人たちへの結核菌の拡散などが背景にあった。このように、いったん結核に対する意識や警戒を失った社会に、この古くて新しい感染症は図り知ることのできない大きさの被害をもたらしている。
　ここに挙げたのはほんの一握りの例に過ぎない。しかし、リ・エマージングデ

ィジーズの歴史は、人類と感染症の戦いが、必ずしも人類の勝利に向かって右肩上がりに一方的に進んでいるものではないことを我々に教えてくれる。一時の油断が原因でリ・エマージした感染症との戦いのために、人類はさらに多くの生命と、時間と、費用と、エネルギーを費やしてきたのだ。

狂犬病に関しても、リ・エマージは経験されてきた。第6章で説明したように、韓国におけるタヌキ由来狂犬病がそれであり、同じくフランスにおけるキツネ由来狂犬病がそれである。このうち韓国では、1993年、北朝鮮との境界にある非武装地帯に隣接した地域でリ・エマージした狂犬病は、現在に至るまで同様の限られた地域で発生が続いている。ここでは、タヌキが狂犬病ウイルスの維持に重要な役割を果たしていると考えられているが、感染の南下は何としても防がなければならないだろう。

一方、フランスにおける狂犬病のリ・エマージは、1968年にドイツとの国境を越えて侵入したキツネによってもたらされた。キツネ集団の感染の前線は一時はフランスの中央部にまで及ぶかと心配されたが、莫大な費用と労力を費やして、2000年に再び撲滅することに成功した。これら、韓国やフランスの事情に関しては第6章でくわしく紹介した。

さて、日本で狂犬病のリ・エマージは起こりうるのだろうか？

その可能性が、前章で述べてきたいくつものシミュレーションであった。無論それを許してはならないが、では、日本の狂犬病清浄状態を維持し続けるために、つまり、日本でのリ・エマージを未然に防ぐために、どのような対策が行われているのだろうか。

ここからは、侵入阻止のための水際作戦、侵入した時に必要となる予防や医療などの医療体制、社会的な防疫に必要との理由から実施されているイヌに対するワクチン接種と、それに関わる問題点や疑問点について考えてみたい。

8.2 動物の輸入禁止、検疫、衛生証明書
―― 水際作戦の三本柱

世界保健機関（WHO）や国際獣疫事務局（OIE）などの国際機関によって狂犬病清浄国（地域）として認められるためには、次のような条件が必要である。

＊狂犬病が届出感染症として監視対象になっていること

＊感染症の監視体制が効果的に実施されていること
＊輸入動物対策を含めて、すべての狂犬病の予防対策が実施されていること
＊過去2年間、ヒトおよび動物の国内感染例が発生していないこと
＊検疫所の外で、過去6カ月以内に輸入肉食動物に狂犬病が発生していないこと

である。

日本は、1957年に最後の国内発生狂犬病であるネコを摘発して以来、イヌやネコをはじめとして、狂犬病ウイルスに対して感受性を持っている動物に対する厳重な監視体制が有効に機能しているし、狂犬病を含めて感染症に対する防疫体制も効果的に運用されている。その甲斐があって、半世紀もの間、狂犬病清浄状態が保たれているとして国際的に認められてきたのである。

このように、狂犬病ウイルスが国内に存在しなくなった現在、日本で狂犬病がリ・エマージするとしたら、それは必ず国外からの侵入による。そのため、まず第一に必要な対策は発症している動物はもちろん、潜伏期間にある動物も侵入しないように、水際作戦を厳重に行うことである。厳格な輸入制限の実施は清浄状態を維持するための必須条件となる。

無論、厳重な水際作戦と言っても、闇雲に動物の輸入をストップさせればよいというものではない。狂犬病感染動物だけが引っかかるような網をつくり、効果的に仕掛けるのである。日本をはじめとして、狂犬病清浄国の多くがこの目的のため、次のような科学的背景を満たす網を輸入条件として定めている。

＊狂犬病の潜伏期間は極めて多様であること
＊幼獣は、ワクチンを接種しても、産生する抗体の量が少ない、抗体の持続期間が短いなど、成獣に比べて効果が低いこと
＊潜伏期間中はワクチンを接種しても、抗体の産生が間に合わず発症を防ぐことができない可能性があること
＊現在行われている抗体測定法には、擬陽性や擬陰性の成績が出る可能性があること
＊動物個体、証明書、血液検体には、取り違えの可能性が必ずあること
＊狂犬病ウイルスの株による病原性の差が完全には明らかになっていないこと
＊イヌに対するリッサウイルスの病原性はよく調べられていないこと

である。

表22　動物の輸入規制（家畜類を除く）

輸入規制	対象動物	規制の目的
輸入禁止	翼種目（コウモリ）	狂犬病、リッサウイルス感染の侵入阻止
	マストミス	ラッサウイルス感染の侵入阻止
	プレーリードッグ	ペストの侵入阻止
	サル類	エボラ出血熱等の侵入阻止
	ハクビシン、イタチアナグマ	重症急性呼吸器症候群（SARS）の侵入阻止
検疫	イヌ	狂犬病の侵入阻止、レプトスピラ病の侵入阻止
	ネコ	狂犬病の侵入阻止
	アライグマ	狂犬病の侵入阻止
	キツネ	狂犬病の侵入阻止
	スカンク	狂犬病の侵入阻止
衛生証明書による届け出（2005年9月以降）	上記以外のすべての生きた哺乳動物と生きた鳥類、齧歯目とウサギ目動物の死体	その他、動物が媒介する感染症の監視

　このような科学的な事実にのっとって、感染症法や狂犬病予防法などでは**表22**に示すように動物の輸入規制を行っている。輸入規制には、
　①輸入禁止動物の指定
　②動物種により検疫を実施
　③これら以外のすべての輸入動物に衛生証明書の添付を義務化
の、大きく三つのカテゴリーがあることがわかる。一見すると、輸入禁止、検疫、衛生証明書の順に厳しい制度のように見えるが、そうではない。それぞれ規制の意味や目的が異なるのである。
　このうち輸入禁止は、ヒトの生命や健康に大きな被害を与える危険性が強い感染症の侵入を阻止するために、病原体を保有している可能性のある動物種の輸入を全面的に禁止しようとする措置である。禁止対象の動物種のうち、翼種目（食虫コウモリ、食果コウモリ、血吸いコウモリ）は狂犬病ウイルスとリッサウイルスの侵入を阻止するため2005年から指定されている。これまで説明してきたように、コウモリは狂犬病ウイルスやリッサウイルスの保有動物として、世界中でヒ

トや動物に対する健康被害の原因となっているが、コウモリの症状から狂犬病やリッサウイルス感染を見分けることは不可能である。このため、これらのウイルスを持ち込む危険性を冒してまで外来コウモリを輸入する合理的な理由は見当たらない、というのが制度の根拠となっている。これによって、展示目的（動物園など）の輸入や、それまで一部の愛好者のためにペット用として輸入されていたコウモリは入手することができなくなっている。もちろん、全面禁止と言っても、学術研究など、極めて限られた目的の場合には特例が認められる可能性を残した措置となっている。

　二番目に挙げた輸入動物の狂犬病検疫は、農林水産省の所管する動物検疫所で行われている。現在検疫の対象とされている動物種は、イヌ、ネコ、アライグマ、キツネ、スカンクの5種である。検疫は原則6カ月間で、その繋留期間に動物検疫所の獣医師によって観察が続けられる。6カ月の検疫期間は狂犬病の潜伏期間を考慮して決められたもので、仮に潜伏期間中の動物が輸入されたとしても、この間に隔離された検疫施設内で発症して摘発が可能となるため、国内への侵入を防ぐことができると期待されている。ただし、実際には世界各地でさらに長い潜伏期間の動物があったことも、ごく少数例ではあるが知られている。検疫期間は検疫に要する費用や動物の経済価値なども考慮して決められたものと考えてよいだろう。

　しかし、検疫という制度そのものにも弱点があることも否定できない。長期間の検疫は動物の所有者にとって負担がかかること、動物愛護の観点からの批判があること、それに、上にも述べたように、6カ月の検疫期間を超える潜伏期間の動物も、極めて少ないが報告されていることなどである。そこで、これらの弱点を少しでも補うため、イヌとネコの場合は飼われていた国（輸出国）における狂犬病の流行状態、狂犬病に感染していない旨を輸出国が保証しているかどうか、決められたスケジュールに従ってワクチンを接種し、かつ免疫が成立しているか、マイクロチップによる個体識別が行われているかなどを事前に届け出て、条件が満たされた場合には12時間以内に審査が終了できるように制度が改善されている。ほとんど同様の制度が、イギリスではPETS（ペット・トラベル・スキーム）として採用されている（p.74の**図17**参照）。

　なお、動物検疫所では、ウシ、ウマ、ブタ、ニワトリなど、いわゆる家畜や家禽を対象とした検疫も行っているが、これは国内の酪農・畜産業の防疫のためで

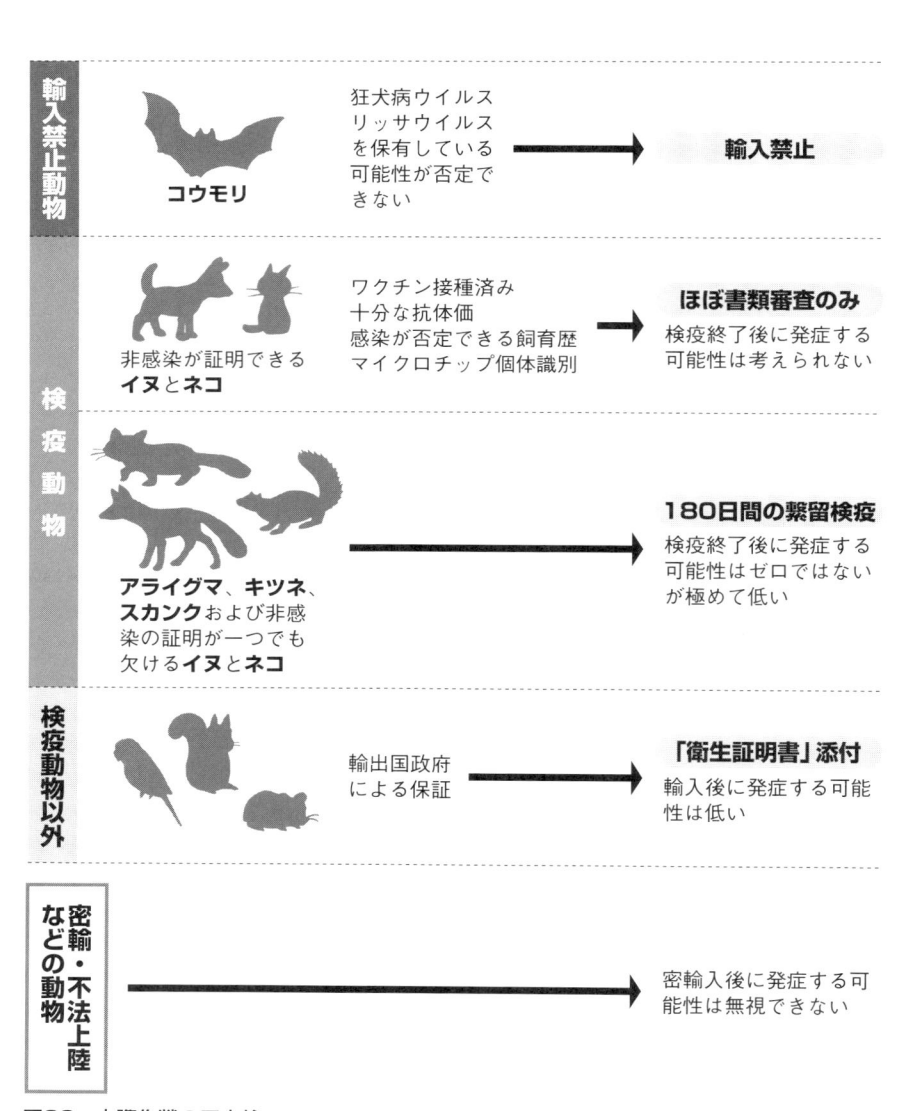

| 輸入禁止動物 | コウモリ | 狂犬病ウイルス リッサウイルスを保有している可能性が否定できない | → | **輸入禁止** |

| 検疫動物 | 非感染が証明できる**イヌ**と**ネコ** | ワクチン接種済み 十分な抗体価 感染が否定できる飼育歴 マイクロチップ個体識別 | → | **ほぼ書類審査のみ** 検疫終了後に発症する可能性は考えられない |
| | **アライグマ**、**キツネ**、**スカンク**および非感染の証明が一つでも欠ける**イヌ**と**ネコ** | | → | **180日間の繋留検疫** 検疫終了後に発症する可能性はゼロではないが極めて低い |

| 検疫動物以外 | | 輸出国政府による保証 | → | **「衛生証明書」添付** 輸入後に発症する可能性は低い |

| 密輸・不法上陸などの動物 | | | → | 密輸入後に発症する可能性は無視できない |

図22 水際作戦の三本柱
国外感染した動物の国内発症を防ぐためこのような規制があるが、これらをすり抜ける場合もないとは言えない。

あり、狂犬病の侵入阻止を目的としたものではない。

　輸入規制の三番目の措置として、輸入禁止動物や検疫動物以外のすべての哺乳

類に対しては、輸出国政府が衛生証明書を添付することが輸入条件となっている。衛生証明書には、動物の衛生管理状態、健康履歴、狂犬病非感染を保証する証明などが記入されている。ウサギや齧歯目動物では狂犬病に感染していても狂騒型や昏睡型の症状が明らかでない場合があり、イヌやネコなどに比べてさらに診断が困難な場合もある。そのため、衛生証明書を活用して健康管理が徹底されている動物の輸入だけを許可しようとするものである。

　以上が、狂犬病侵入を防ぐための水際作戦の三本柱とも言える対策であるが（**図22**参照）、これらの措置を水も漏らさぬように実施してゆくことの困難さは想像に難くない。これらの水際作戦が完璧に行われるなら、今後も日本の狂犬病清浄状態の安定度は高いと言ってもいいだろう。事実、これまでは、これらの水際作戦が完璧に機能してきたため、これをすり抜けて狂犬病感染動物が国内に入り込むことはなかった。

8.3　万一の侵入に備えて ── 検査と治療の体制

　しかし、「完璧」だけを期して万が一の時のための備えを欠くことは許されない。
　では、万一水際を破って侵入した動物によって狂犬病が持ち込まれたと仮定した時、そしてそれが国内でヒトや動物に感染したと仮定した時、それをいち早く察知するための実験室診断の体制は整っているのだろうか。また、咬まれたヒトの発症を予防したり、ヒトや動物への広がりを食い止めるための体制は整っているのだろうか。
　狂犬病の流行地では、経験を積んだ獣医師や医師であれば、動物や患者の症状や動物との接触歴などから総合的に狂犬病の診断を下すことは可能であろう。もちろん、これらの国においても類似の症状をあらわす疾患との鑑別に、実験室における検査情報は必須の条件となっている。しかし、臨床経験が事実上ゼロの日本では、狂犬病の確定診断を行うためには実験室における検査の果たす役割がさらに重要なものとなる。実験室での検査によってのみ、確定診断が可能となるのである。狂犬病が疑われる患者や動物から採取した検体が届けられた時、直ちに対応できるように、実験室での検査は常時スタンバイ状態にあることが求められる。第7章のシミュレーションの項で、検体入手から1日以内に結果が出されて

いたことを思い出していただきたい。

　実は、狂犬病清浄国において、このような「存在しない病気」のために実験室診断の体制を準備しておくことは、人的にも経済的にも大きな負担となるものである。日本のように、経済的に恵まれているとされる国にとっても、事情は同じである。しかし、実験室診断はいかなる狂犬病対策を行うにあたってもその基礎となるものであるため、世界の他の国々で行われている方法と比較が可能なように標準的な方法で、感度が高く、高い信頼性を備えた技術を備えておかなければならない。このような高度な方法によって検査が行われても、病気の時期、免疫抗体の状況、ウイルスの分布状況等によって結果は異なり、陽性の検体が擬陰性や陰性と判断されることもあり、またその逆もあり得る。検査の結果には研究者や技術者の熟練度が大きく影響することも言うまでもないことである。通常はいくつかの方法を併用して複数回の検査を行い、診断の信頼性を確保することになる。狂犬病に対しては、検査の事例が少ないにもかかわらず、このように高度で安定した検査体制が求められるため、日本のみならず海外でも、民間の臨床検査会社などでは取り扱っていない場合がほとんどである。

　さらに、実験室検査は、十年一日の如く同じ方法によって行われているものではない。むしろ、日進月歩のウイルス学や免疫学の基礎研究によって得られる知識を絶えず取り入れ、詳細で高度な診断を、信頼性が高く、迅速で、安価で、どこでも実施できるように改良を重ねなければならない。このことも民間機関での検査を困難にする要因の一つとなっている。このような基礎研究は、日本では、数箇所の大学や、国の研究機関などで行われているだけであり、おのずと、検査もそのような機関で行われることとなる。

　次に、発症予防と治療の体制について考えてみたい。暴露後接種を行うためのワクチンと狂犬病免疫グロブリンの準備の問題である。

　狂犬病が疑われる動物に咬まれるなどの事故があった時は、直ちに暴露後ワクチン接種を行い、発症を防ぐ必要がある。周辺にも同じように咬まれた人がいないかを迅速に調査し、場合によっては緊急に接種を行う必要が出てくることもあり得る。しかし、現実には、日本で暴露後接種を行う機会がほぼゼロに近いと思われる狂犬病ワクチンを購入し、有効期限が切れるまで備蓄することを医療機関に求めることは極めて難しい。事実、狂犬病に対してワクチンを常備している病院は極めて少ないのが現実である。しかし、万一の場合に「たらい回し」になら

ないよう、24時間体制でアクセスが可能な機関にワクチンを備蓄するなどの措置を講ずる必要性はないだろうか。

　2001年に訪れたアメリカ合衆国テキサス州の州都オースティンでは、テキサス州衛生部の獣医公衆衛生室長の狭い部屋に大型冷蔵庫が置かれ、ヒト用と動物用の狂犬病ワクチンや免疫グロブリンが備蓄してあったのを思い出す。州都圏内で咬傷事故が発生したり感染動物が発見された場合には、要請に応えて、24時間体制で室員が配達にあたるとのことであった。これによって、有効期限が切れて無駄になる免疫グロブリンやワクチンの量を最小に抑えつつ、迅速な暴露後接種体制を維持できるとの説明であった。オースティン以外でも、州内には狂犬病の発生状況や交通網などを考慮して最短時間でワクチンや免疫グロブリンの供給が行える体制がとられているとの説明を受け、日本との違いを強く感じたものであった。

　狂犬病の国内発生が現実のものとなった時には、特に発生地の近隣では、動物による咬傷を受けていない市民の間にもワクチン接種を希望する人が増加することが予想される。暴露前接種である。接種希望者がどのくらいの数に達するかは、現段階では全く予測することはできないが、国や医療機関は、原則的には、このような希望に応えられる体制を準備しておかなければならないであろう。

　狂犬病の常在地では、顔面など、神経の中枢部に近い場所に咬傷を受けたり、重度の咬傷を受けた場合には、暴露後ワクチン接種とともに、狂犬病免疫グロブリンの接種が行われている。これは、狂犬病の予防や研究に携わっている研究者や行政関係者の間ではよく知られた事実である。この目的は、侵入したウイルスを免疫グロブリンによって中和して増殖を遅らせ、その間に暴露後接種によって抗体がつくられるのを待とうというものである。そのため、免疫グロブリンの接種は、発症予防法として必須の手段となる場合もある。しかし、この免疫グロブリンは、現在、日本では製造していないし、国内では医薬品としての認可も下りていない。経済産業省からの許可を得たうえで、医師が、言わば「治験」目的で輸入して所有することは可能である。しかし、いつ起きるともしれない突然の狂犬病リ・エマージに対して、そのような個人の力で綱渡り的な措置を講ずる以外に方法がないとするなら、それは真の狂犬病対策とは言えないだろう。

　このように、わが国で、半世紀以上にわたって続いた狂犬病清浄状態は、逆にさまざまな防疫上の不備や矛盾をもたらしているかのようにも思える。不備や矛

盾をあげつらうことは容易である。しかし、それでは単に無用の混乱やパニックの発生を助長することにしかならない。

　日本の狂犬病撲滅の歴史が地道な努力の積み重ねであったように、今ある清浄状態を持続させるためには、専門家や行政担当者を中心として科学的な防疫体制について考え直さなければならない。そしてこれに対して、一般市民が果たす役割は、他の疾病や感染症における役割の大きさとは比較できないほど大きなものがある。ヒトに狂犬病をうつす最も主要な原因動物はイヌであり、ほとんどのイヌには飼い主がいて社会の中でヒトと共生しているからである。

8.4 イヌワクチン接種の現状

　本書の締めくくりとして、市民が狂犬病と直接関わることになるイヌの狂犬病ワクチン接種の問題について、いくつかの観点から考えようと思う。

　実は、日本で半世紀もの間続いている狂犬病清浄状態は、イヌの飼い主である一般市民のみならず、対策に関わる行政や専門家の側にも狂犬病に関する意識の「空白状態」を生み出しているようにも思われるのである。それが、イヌのワクチン接種問題に凝縮されているようにも感ずるのである。私は、この問題を考える中から、市民と、専門家、そして行政が、日本において狂犬病という感染症の持っている意味をさらに深く理解し、協力してゆくきっかけが得られるように思う。

　何度も繰り返し述べてきたように、かつて日本に広がっていた狂犬病は、1940年代後半から1950年代前半にかけて飼い犬に対する狂犬病ワクチン接種と、放浪犬の捕獲や駆除を徹底的に行ったことでヒトへの感染がなくなり、撲滅された。流行している地域でヒトの都市型狂犬病を征圧するためにはこの手法が最も有効であることを、日本は世界に先駆けて実施し、証明して見せたのであった。この手法は世界の多くの国々によって採用され、そして大きな成果を上げることとなった。WHOも「地域の70〜80％のイヌに対してワクチンの接種を行うことで狂犬病の征圧が可能となり、ヒトへの感染予防の目的で極めて有効である」として、この方法を奨励している。

　現在日本では、こうした自らの経験と、WHOの勧告などを背景とした狂犬病対策が行われている。法律面からは「狂犬病予防法」という法律によって飼い犬の

役所への登録と、1年に1回の狂犬病ワクチンの接種が義務づけられている。厚生労働省などの行政担当者は、WHOに倣って仮にイヌの狂犬病が発生しても、ワクチン接種率が70〜80％以上であれば、イヌの間での拡散は防ぎうるとして予防接種を推進してきた。もちろんその真の目的は、ヒトへの感染を防ぐためである。接種は自治体や獣医師会の呼びかけで行われ、公園などでの集団接種を利用することもできるし、動物病院で個別に受けることも可能である。内心では、「みんなそんなに接種しているのだろうか？」という疑問を持ちながらも、そして、実際に飼い犬に接種させているかどうかは別として、この制度を承知している飼い主は多い。

　では、どのくらいの数のイヌがワクチン接種を受けているのだろうか。

　まず、厚生労働省がまとめた全国のイヌの登録数と、狂犬病ワクチン接種数を見てみよう。「狂犬病予防法」では、生後91日以上のイヌの飼育を始めた時には市役所などに登録し、飼うのをやめた時には登録の取り消しを届けることになっている。このようにして年ごとにイヌの飼育登録数がまとめられ、厚生労働省のホームページでも資料は公開されている（引用文献を参照）。

　それによると、この10年、イヌ登録数は増え続け、2006年には660万頭を超えていることがわかる。一方のワクチン接種数は、その年のワクチン接種犬の数を動物病院からの届けなどを通してまとめたもので、毎年440〜490万頭が接種されている。これらの統計は、市町村の衛生部→都道府県の衛生部→厚生労働省とまとめられるので、集計に時間はかかるが、数字自体は正確である。そこで、これらの数字から、全国で登録されているイヌのワクチン接種率を求めることができる。2006年度を例に挙げると、約491万頭（接種数）÷約664万頭（登録数）＝約74.0％となる。

　このようにして求められる接種率と、その10年間の変化を**図23**に表した。この図から、明らかに大きな問題点を読み取ることができる。

　厚生労働省は、万一狂犬病の再侵入があったとしても国内のイヌのワクチン接種率が70％以上であれば感染の拡散は防ぎうると説明しており、2006年までの接種率は70％以上で、WHOの勧告や厚生労働省の目標としている接種率を満たしている。しかし、1997年から2006年の10年間の接種率の推移を見ると、約87％から74％へと、年に1〜2％程度の割合で毎年確実に低下し続けている。このまま接種率の低下が進むなら、2008〜2010年の間に、70％を割り込むであろうことは誰

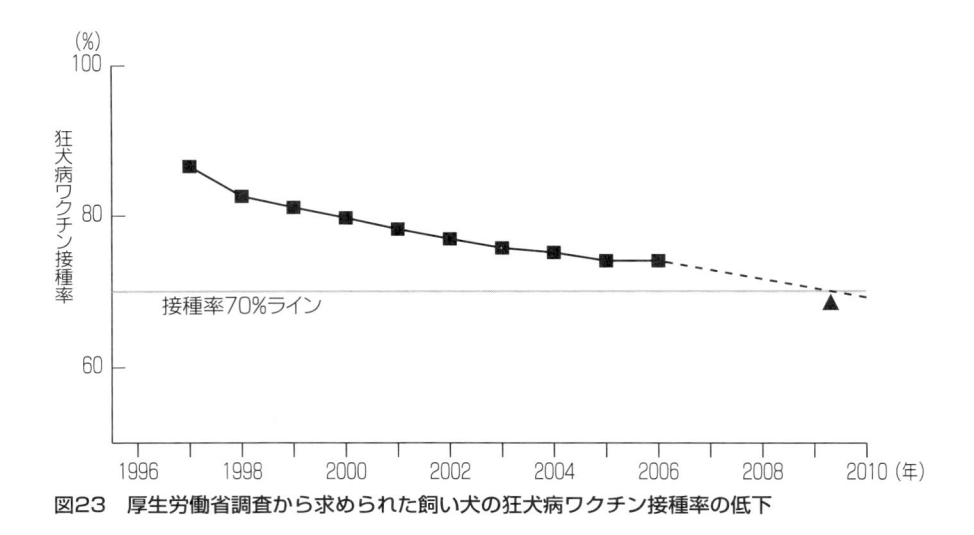

図23　厚生労働省調査から求められた飼い犬の狂犬病ワクチン接種率の低下

の目にも明らかである。通り一遍の「接種をしましょう！」のキャンペーンでは効果が上がらないことは、この図がはっきり示している。

　もちろん、これらの公式数字をまとめる役割を担っている厚生労働省や専門家は接種率の低下傾向をいち早く承知しているはずだし、これに対して手をこまねいているだけではないと思いたい。では、どのような対策がとられようとしているのだろうか。市民からのこうした問いかけに対しては、明確な答えを用意しておかなければならない。

　しかし、実はそのような問いかけをする前に、接種率についてはさらに深刻な問題があることがわかってきた。

　ここで計算した接種率は、役所に登録されたイヌの間での接種率であって、実は、国内で飼育されているすべてのイヌの接種率ではない。言い方を変えると、「登録されたイヌの数イコール国内のイヌの数」ではないのである。この問題に関しては、すでに2004年に公表された厚生労働省の研究班報告でも明らかにされているし、その内容が新聞等で大きく取り上げられた経緯もあるので、すでに理解している方も多いだろう。それでは、国内のイヌの実数はどのくらいなのか。

　ペットフード工業会というペットフード製造会社等で構成される団体がある。ここでは、ペットフードを販売する基礎資料とするために毎年全国で飼育されて

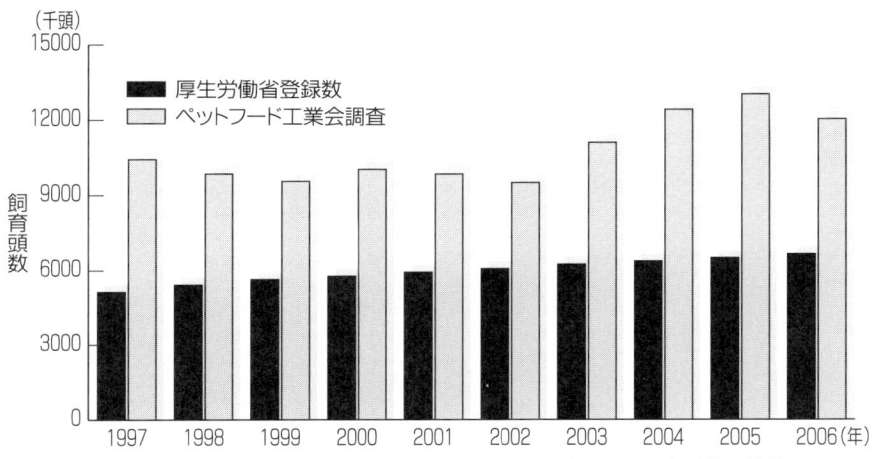

図24　ペットフード工業会調査と厚生労働省調査との、国内のイヌ飼育頭数の比較

いる各種のペットの数などを、統計学的な手法にのっとって調査している。これによると、イヌの飼育頭数は2004～2006年には1,200万頭を超え、なんと、厚生労働省に届けられている数の約2倍となっているのである。その日本ペットフード工業会がまとめたペット飼育頭数と、厚生労働省がまとめた飼育頭数を**図24**で比較すると、恐ろしいほどに開きがあることがわかる。

　厚生労働省がまとめる飼育届け出数は、その性格上、役所に届けられるのを待ってから集計した、受け身の数字である。法律をかざして杓子定規に考えるなら、届け出数と飼育数は多少の誤差はあっても同じになるべき性格の数字であろう。しかし、実際にはすべての飼い主が届け出を行っているわけではないことは、厚生労働省でも何年も前からうすうす気がついていた、いや、むしろ「常識」ですらあったのではないか。一方、ペットフード工業会が採用したのは、無作為抽出の集団に対して聞き取り調査を行うという積極的な統計手法であった。このため、国内で飼育されているイヌの数としては、ペットフード工業会の数字のほうがはるかに実数に近いと考えざるを得ない。これら二つの数字を比較して明らかになったことは、実際は国内で飼われているイヌの半数程度が届け出をされているに過ぎず、残りの半数は、法律上は不法飼育の「野犬」という事実であった。もちろん、これらの「野犬」も家庭でペットとして、家族の一員として飼育されて、人間の生活に潤いを与えるという大きな社会的な役割を担っている、立派な飼い

表23 飼い犬の登録数、狂犬病ワクチン接種数、および全国の飼育犬頭数

年	登録数 (厚生労働省届出) (千頭)	狂犬病ワクチン接種数 (厚生労働省届出) (千頭)	接種率① (%)	全国の飼育犬頭数 (ペットフード工 業会調査)(千頭)	接種率② (%)
1997	5,137	4,451	86.6	10,443	42.6
1998	5,424	4,479	82.6	9,865	45.4
1999	5,645	4,578	81.1	9,567	47.8
2000	5,779	4,607	79.7	10,054	45.8
2001	5,940	4,646	78.2	9,867	47.1
2002	6,085	4,682	76.1	9,523	49.2
2003	6,263	4,741	75.7	11,137	42.6
2004	6,394	4,802	75.1	12,457	38.5
2005	6,480	4,797	74.0	13,068	37.0
2006	6,636	4,910	74.0	12,089	40.6

注) 接種率①はワクチン接種数÷登録数（厚生労働省届出）
　　接種率②はワクチン接種数÷全国の飼育犬頭数（ペットフード工業会調査）

犬である。

　ここで、厚生労働省データとペットフード工業会調査の数字から、1997年以降の飼育犬頭数とワクチン接種犬頭数を一覧表にし、同時にワクチン接種率も計算して**表23**に示した。

　このようにして計算された、より実態に近いワクチン接種率をもう一度プロットし直したのが**図25**である。この図から明らかなように、日本の飼い犬の実際の狂犬病ワクチン接種率は、厚生労働省をはじめとした関係者が目標としてきた「70〜80%以上」を、実は、すでにはるかに下回る接種率となっていたのである。

　「公式」の数字ですら、あと1〜2年のうちには70%を割り込むことが懸念され、対策の必要性を主張しようとしていたのに……。実際には、もう何年も前からその半分程度の接種率になっていたのである。何とも、振り上げた拳の落としどころを失ったような感もある。

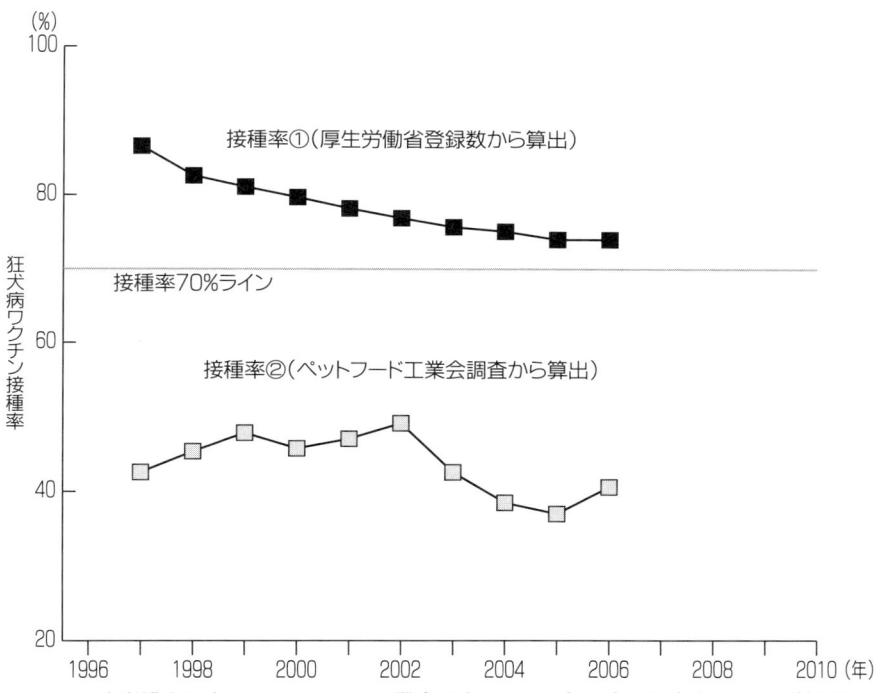

図25　厚生労働省調査とペットフード工業会調査による、飼い犬の狂犬病ワクチン接種率の比較

8.5 「70％のイヌにワクチン接種を！」の根拠はどこに？

　イヌの狂犬病ワクチン接種の問題をもう少し考えてみよう。
　日本では狂犬病予防法によって、イヌの所有者に対して飼い犬には毎年1回のワクチン接種を受けさせるように義務づけている。この法律が制定された1950年当時は日本は狂犬病の流行国であったため、ワクチン接種によってイヌの狂犬病を（そして、ヒトへの感染を）征圧するという大義名分があった。この全頭接種の作戦は見事に功を奏して、1957年に国内での動物の狂犬病の征圧に成功した。それ以降は日本は半世紀にわたって狂犬病清浄状態を保ち続けているが、イヌの

全頭ワクチン接種の制度は、現在もなお存続しているのである。

このように、いったん目的が達成された後も、全頭接種の制度が続いているのには訳がある。日本の狂犬病対策はWHOの推奨する狂犬病対策を参考にして進められており、そのWHOが、世界各地で行われてきた狂犬病対策の経験の蓄積や狂犬病の専門家によって行われた議論に基づいて、流行地でイヌの狂犬病を征圧するために必要な3要素として、

＊放浪犬対策と、イヌの数の調整
＊イヌの狂犬病の監視体制の確立
＊イヌに対するワクチン接種体制を確立し、70〜80％の接種率を達成すること

を挙げているからである。

日本では、現在に至るまでこのWHOの勧告を踏襲するように、70〜80％以上のイヌに狂犬病に対する免疫性を持たせるために、法律のうえでは全頭にワクチン接種を行うことを原則としてきた。もちろん、かつて、世界に先駆けてイヌに対するワクチン接種を徹底することでイヌとヒトの狂犬病撲滅に成功した貴重な経験と自信という裏打ちがあってのことである。このようにして、1950年当時は「流行の撲滅」を目的として進められた全頭接種が、目的が達成された現在でも「万一、狂犬病がリ・エマージしても、その広がりを押さえるため」と説明を変えて続けられている。

しかし、ここで冷静に考える必要がある。

誤解してはならないのは、WHOが主張する70〜80％という数字は、狂犬病流行地で70〜80％のイヌに対してワクチンの接種をすることによって、その地域のイヌの狂犬病の征圧に成功した経験を根拠としていることである。このことは、日本をはじめとして世界の多くの国や地域での経験から、疑いようのない事実である。しかしこれは、繰り返しになるが、流行を征圧するために必要な接種率であって、現在の日本のような清浄国（地域）において、その清浄状態を維持するために必要な接種率でも、リ・エマージした狂犬病の拡散を防ぐために必要な接種率でもない。流行地における狂犬病対策を、いつの間にかそのまま清浄国である日本に適用しているだけである。

しかし、現在の日本には狂犬病は存在しない。これもまた、確たる事実なのである。そのような清浄国日本でイヌに対して全頭ワクチン接種の制度を続ける意味はどこにあるのだろうか？　これに対して厚生労働省は「万一の場合、リ・エ

マージした狂犬病の拡散を防ぐために70〜80％の接種率を確保するために必要な制度」と説明している。しかしそのように主張している厚生労働省が、実際には接種率が70〜80％を大きく下回る40％前後になっていることを何年も前から把握しながら、緊急の対策などは講じずに、「法律に則って接種しましょう」と呼びかけているだけなのはなぜだろうか？　本当は、70〜80％もの高い接種率がなくても拡散は防げるのではないだろうか、と勘ぐりたくなるではないか。このような疑問を一般の飼い主が持っても当然だ。

「70〜80％接種率を！」という政策と、実際の40％未満の接種率との乖離は、実は、こうした狂犬病対策の不明確さを多くの飼い主が嗅ぎ取っているがために生じているのではないだろうか。この信頼感の欠如が、徐々にではあるが確実に大きくなっていることが、年々低下している接種率にあらわれているのではないか。

狂犬病対策の元締めである厚生労働省は、このことをどのように説明するのだろうか？　そもそも、この問題について厚生労働省の委員会など、公の場で科学的な議論をしてきたのだろうか？

このような書きぶりをすると、私が現在の日本ではイヌのワクチン接種は必要ではないと主張するのではないかと誤解を招く恐れも出てきそうだ。しかし、断っておくが、決してそうではない。

ヒトの狂犬病の感染原因の90％以上がイヌであり、イヌもヒトも、発病すると必ず死亡する。少なくとも現代の医学では命を救うことはできない。これに対しては、暴露前ワクチンや暴露後ワクチンの接種によって極めて高い確率で感染死を防ぐことができる。人間の周囲のイヌの多くがワクチン接種を受けることで、人間の周りに狂犬病が侵入することのできない安全地帯をつくることもできる。すなわち、イヌへのワクチン接種の真の目的は、ヒトの感染を防ぐためであり、これまでに知られている最も有効な手段となることは、人間が狂犬病という死の病に遭遇してからこれまでに教わった、最も重要な教訓であると思う。

私が心配しているのは、現在の曖昧なイヌワクチン接種政策によって、そのような、狂犬病ワクチンの持っている科学的な意味が忘れられることにならないか、ということである。

8.6 イヌ狂犬病のリ・エマージと拡散はワクチン接種で防げるか？

わが国におけるイヌの狂犬病ワクチン全頭接種の制度はイヌ狂犬病のリ・エマージに備えて行うものである、と説明されている。実は、私自身は狂犬病ウイルスの研究や狂犬病対策に直接に関与してきたことはないが、これまでイヌのワクチン接種について発言する機会を与えられた時には「日本でも70～80％の接種率が必要である」と、単なる受け売りの発言をしてきた。今、このことは大いに恥ずべきことと思っている。そこで、最後に日本における飼い犬事情の観点からイヌ狂犬病のリ・エマージについて、もう一度考えてみよう。

最近ではイヌを飼育している家庭が確実に増加しているだけではなく、イヌの飼育形態や飼育環境も、従来とは大きく変わってきている。前項で挙げたペットフード工業会の調査では、全国で飼育されている1,200万頭以上（2006年）のイヌのうち、約780万頭は主に室内で飼育されていて、残りの400～450万頭が室内・室外半々または主に室外飼育されているという事実も明らかになっている。このことは、以前に比べて飼い主による管理や行動制限が行き届いてきていることも意味している。確かに、首輪や綱をつけずに市中を放浪しているイヌを見かけることは極めて少なくなっている。イヌの「生活レベル」も、以前に比べて比べて格段に向上し、健康状態にも注意が払われているのではないか。野良犬と呼ばれる無宿犬や飼い犬崩れなどのように、地域を放浪しているイヌを見ることは極めて少ない。おそらく、ヒトの目の届かないところでイヌどうしが接触したり、縄張り争いをすることもほとんどないだろう。

このように、飼育犬をめぐる状況はひと昔前とは大きく変化しているので、これからの狂犬病対策もこれらの点を踏まえて、現在の日本に即応したものでなければならない。

さて、狂犬病ウイルスに感染したイヌは、潜伏期間を過ぎて症状をあらわすと、通常1週間程度のうちに必ず死亡する。この有症状の期間がほかのイヌに対して狂犬病を広げる、すなわち二次感染させる危険性のある期間である。

では、感染したイヌ1頭は何頭程度のイヌに感染を広げるのだろうか。

それを、単純化した二次感染率を基に計算したのが**図26**である。ここでは、イ

最初の発症犬	想定二次感染率	それぞれの想定二次感染率のもとで発症しているイヌの数（頭）			
		30日後	60日後	90日後	120日後
1頭	0.5	0.5頭 →	0.25 →	0.13 →	0.06
	1	1 →	1 →	1 →	1
	1.5	1.5 →	2.25 →	3.38 →	5.06
	2	2 →	4 →	8 →	16
	2.5	2.5 →	6.25 →	15.6 →	39.1
	3	3 →	9 →	27 →	81

図26　想定二次感染率と発症犬の数

ヌの潜伏期間を30日、潜伏期を過ぎてすぐにほかのイヌを咬んでウイルスをうつすと仮定した。想定した二次感染率は0.5～3である。

　二次感染率1とは、潜伏期を過ぎて発症したイヌが別の1頭を咬んで狂犬病ウイルスをうつし、それ以外のイヌにはうつさなかった時である。この時ウイルスをうつされたイヌは、30日後に発症してすぐに別の1頭にウイルスをうつす。このようにして、単純化して言うなら、二次感染率が1の場合は、その社会では感染動物は常に1頭である。

　二次感染率が1未満の時はどうだろう。**図26**では想定二次感染率0.5がそれに当たる。この場合は感染犬の数は減少を続け、極論するなら、何も対策を講じなくてもその社会での狂犬病は自然に終息することになる。もちろん、この間にヒトを咬んだ時には、ヒトの狂犬病が発生することになるので、何も対策を講じないということはあり得ないが。

　次に、二次感染率が1より大きい時、すなわち1頭の感染犬が1頭以上のイヌに狂犬病をうつすと仮定すると、どうだろう。**図26**では、二次感染率が1.5～3の場合を想定して感染の広がりを示している。このように、二次感染率が高くなるに従ってその社会に狂犬病が広がる危険性が大きく、広がる速度も速くなることが予測される。

　では、単純化したモデルではなく実際の二次感染率はどのくらいだろうか。実際の二次感染率は、その地域でのイヌの飼育数、飼育密度、それに飼育形態などによって、当然異なってくるだろうことが予測される。ワクチンを接種していな

い放浪犬や放し飼いが多く、その密度も高い社会では、多数のイヌが接触しやすい状態となって二次感染率は高くなる。一方、通常のワクチン接種率が高く、飼育数が少なかったり室内飼育が多い社会では感受性を持つイヌが感染犬と接触する機会が小さくなるため、二次感染は起こりづらくなるだろう。狂犬病対策に真剣に取り組んでいる地域では、リ・エマージしたり感染が拡大した場合には社会的な対策が強化されるため、二次感染率はさらに低く押さえ込まれることも期待される。

　このように、狂犬病の二次感染率は国や地域、社会・経済環境によって大きく異なることが予想される。実際に流行地で二次感染率を求めた研究では、感染したイヌ1頭は1.6〜2.3頭のイヌに感染を広げていたことが明らかになっている。この1.6〜2.3の二次感染率を1未満に引き下げて流行を終息させるためには、狂犬病ウイルスに対して感受性を持っているイヌの数や密度を低下させる必要があるが、これを達成するためには、ワクチン接種や放浪犬の捕獲が有効であると考えられた。これらの地域では約40〜60％のイヌに抗体を保有させ、仮に感染したイヌに咬まれても発病しないように予防するのが最も効果的であることもわかった。実際には、1回のワクチン接種で有効な抗体がつくられるのは約90％のイヌであるため、60％以上の抗体保有率を達成するためには70％程度の接種率が必要となる。なるほど、WHOがイヌ狂犬病の流行地において征圧に必要なワクチン接種率が70％程度と主張していることには納得がゆく。

　では、現在の日本でイヌの狂犬病が発生した場合の、二次感染率はどの程度になるだろうか。これを求めるためには、飼育数や飼育形態に加えて、診断、通報、放浪犬対策、ワクチンの供給と接種体制、ワクチンの効果の持続性など、多くの要因を考慮する必要がある。現在の日本のイヌ飼育事情は、海外でイヌ狂犬病が流行している地域における飼育事情や、かつての日本の飼育事情とは大きく異なる。そのため、海外のイヌ狂犬病流行地で計算された狂犬病二次感染率1.6〜2.3を、現在の日本に当てはめることにはほとんど現実味が感じられない。

　厚生労働省の研究班では、この点に着目した研究も行われている。国内にイヌ狂犬病が発生したことを想定して、さまざまなワクチン接種率のもとでの感染の広がりや、征圧の状況を数値シミュレーションによって解析したのである。しかし、その結果は、いったんある地域のイヌ集団に侵入した狂犬病を征圧するまでの日数や、その間に感染すると予想されるイヌの数には、ワクチン接種率は大き

な影響を及ぼさないというものであった。接種率を上げても征圧までの日数を短縮できるとの科学的な証拠は全く得られなかったのである。つまり、この成績からも「70%以上のイヌにワクチンを接種しておけば国内で万一イヌ狂犬病が発生しても拡散を防ぐことができる」という厚生労働省の説明は説得力を持たないことがわかる。

このように、70～80%のワクチン接種率を目的として行われている全頭接種の制度は、現在の清浄状態を維持するために、あるいはリ・エマージを征圧するために必要なワクチン接種制度とは言えないと結論づけられる。かつて有効であった制度を、根拠はないがとりあえず継続しておこうということなのであろうか？もしそうだとするなら、そのような科学的根拠の希薄な政策は支持を失い、狂犬病再侵入の危機をさらに強めることにもつながりかねない。今、清浄状態の維持と再発生の際に再び撲滅するために、イヌに対するワクチン接種がどのような役割を果たすことができるか、新しい対策を提唱することはできないだろうか。ワクチンそのものは極めて有効である。今、問われているのは、その接種法と制度ではないだろうか。

このままでは、狂犬病対策に飼い主の協力を求めることができなくなるだけでなく、ワクチンそのものに対する信頼をも失ってしまうかもしれない。対策の拠り所として日本が鑑としているWHOも、その専門家会議で、「狂犬病がほとんど征圧されてごく一部にのみ危険が残っている国や、清浄地に新しく出現した狂犬病を封じ込めるための対策には、従来とは異なる戦略が必要」となることを指摘している。

8.7 求められる真の対策
── 専門家への期待

この本では、人類がこれまで経験してきた感染症の中でも、最も致死率の高い病気である狂犬病について、日本の置かれている状況を、世界の他の国々と比較しながら解説してきた。わが国で、半世紀以上にわたって続いた狂犬病清浄状態は、逆にさまざまな防疫上の不備や矛盾をもたらしているかのようにも思える。不備や矛盾をあげつらうことは容易である。しかし、日本の狂犬病撲滅の歴史が地道な努力の積み重ねであったように、今ある清浄状態を持続させるためには、

専門家や行政担当者のみならず、イヌの飼い主をはじめ一般市民も、日本における狂犬病という感染症の持っている意味をさらに深く理解し、協力する必要があるように思われる。

狂犬病専門家や行政当局には、現在の日本のイヌ飼育形態を、飼育数、飼育犬の密度、飼育場所、他のイヌとの接触機会、放浪犬の数、放浪犬の密度、発生地域での集中的なワクチン接種活動などの広範な角度から分析して、非発生時に必要とされる接種率や抗体陽性率はどのくらいかを提示してもらいたいものだ。

飼い主に対していたずらにワクチン接種を求めることがすでに意味を失っていることは、実質40％を切っていると思われる接種率そのものが示している。まして、接種率の低さの原因を、ワクチン接種に行くのを面倒がり、費用負担を避けるためであると、一般の飼育者の意識の低さに求めることがあってはならない。イヌの飼い主は、科学的な事実を、正確にわかりやすく説明されることを求めているのではないだろうか。

日本はかつて、梅野信吉らが中心となり、ウイルスの研究を基礎として新しいワクチンを製造し、イヌに対して社会レベル、国家規模で接種を推し進め、第二次世界大戦という障害を乗り越えて、世界でも数少ない狂犬病清浄状態を獲得した。これはまさに、当時の国内の流行状況に最も適した狂犬病対策であった。そして、ヨーロッパや北米の国々が日本の成功を見習ってイヌに対するワクチン接種を始めたのは1946年で、その効果はたちまちにしてあらわれ、次々と都市型狂犬病の征圧に成功した。

狂犬病の再侵入が懸念される今、現在の日本のイヌ飼育状況や狂犬病ウイルスに関する最新の研究成果を反映させて、新しい防疫対策やワクチンのあり方を考える時期に来ているのではないか。

従来のワクチンに代わる、安価で、有効期間が長く、投与が容易なワクチンの開発が待たれるし、新しい投与方法についても検討してほしいものだ。実験室の外でも実施可能な、迅速で信頼性の高い診断法を開発することはできないのだろうか。現在、発症後の致死率は事実上100％であるが、これを何とか好転させる新しい治療法は望めないのだろうか。

こうした切実な要求に対しては、狂犬病ウイルスそのものの性質をさらに追求し、感染動物の病理学的、免疫学的な研究など、深い基礎的な研究が必要となることは言うまでもない。最も効果的な狂犬病対策は、そのような基礎研究から生

まれてくると信じたい。それこそが、狂犬病清浄国にあって日常的な狂犬病対策という重荷から解き放たれた専門家が担うべき新しい人獣共通感染症対策とも言えよう。

おわりに──水際が破られた時、拡散の防止から再撲滅へ

　これまで繰り返し述べてきたように、日本は半世紀以上もの間、国内での狂犬病発生を経験していない。このように長い期間にわたって狂犬病清浄状態を維持している国は世界的にも希である。しかし、改めて確認しなければならないのは、我々は誰からもこの清浄状態が今後も続くことを保証されていないことであり、いつこの清浄状態が破綻するやもしれない危ういバランスの上に生活していることである。

　この本で行ってきた狂犬病再発生のシミュレーションは、すべて世界のどこかで発生した事実を、舞台を日本に移して書き改めたものであり、その意味ではいずれも完全なフィクションではない。これらのシミュレーションについては、いささか取り越し苦労に過ぎるのではないかとのご指摘もあろうが、単なる架空の作り話としてやり過ごすことはできないだろう。もちろん、このような懸念は杞憂に終わることが望ましいに違いない。しかし、人獣共通感染症の研究、調査、防疫の立案に関わっていた専門家の一人として、私はこれらのシナリオがわが国とは無縁の絵空事であるとして目をつぶることはできないと強く感じている。そのような現実逃避の能天気では、地球規模で揺れ動く人獣共通感染症に負けてしまう。

　言うまでもないことだが、万一ここで掲げたシミュレーションが現実のものとなったとしても、そのまま狂犬病を日本に居着かせることなく、再び撲滅しなければならない。では、再撲滅のためにはどのような対策が必要となるのだろうか。再侵入のシミュレーションに続いて語られるべき最も重要な、そして実は最も困難なシナリオは準備されているのだろうか。そしてそのシナリオ通りに再撲滅のストーリーは進むのだろうか？

　その鍵を握るのは狂犬病やその他の人獣共通感染症研究や対策に関わる専門家であり、公衆衛生行政の関係者であり、そしてイヌの飼い主である一般市民である。仮に狂犬病が再発生して感染動物が国内に存在していることが判明した時に専門家や行政対策関係者の受けるショックと緊張は、おそらくこれまでに経験したことのない大きなものとなるに違いない。イヌの飼い主や市民の間に無用の混

乱が起こる可能性もある。しかし私は、現在の日本におけるイヌの飼育状況や、これまでに日本の専門家集団や行政が培ってきた人獣共通感染症対策のノウハウからすると、必ずや短い期日のうちに、再び清浄状態を獲得できると信じている。再撲滅は完全に射程距離内にあると信じている。

　これまでも、狂犬病は最も恐るべき人獣共通感染症の一つとして法律によって対策がとられてきた。もちろんこの本で述べてきたように、狂犬病予防法に定められている規制や制度が必ずしもその通り守られていないことが、現在の危機を招いた大きな原因の一つではある。しかし、再発生時には狂犬病予防法に則って、イヌの飼い主に対しては、強い措置がとられることが考えられる。例えば、飼い犬として登録してあるか、未登録であるかを問わず臨時のワクチン接種が求められる場合も考えられるし、一時的な移動制限や厳重な繋留措置が求められる場合もあろう。

　このような再撲滅のストーリーをリードするのは専門家集団であり、行政の担当部局である。彼らは最新の狂犬病ウイルス学の知識と再発生の疫学的な状況に基づいて狂犬病予防法に則った再撲滅対策を展開するであろう。この対策が成功するか否かは、イヌの飼い主である一般市民の自覚と協力をいかに得るかにもかかっている。しかし、法律のごり押しでは、自覚と協力は得られないのではないか。

　専門家は狂犬病に関する最先端の医学・獣医学的な知見を、何がわかっていて何がわからないのかを、どのようにすれば感染を防ぐことができるのかを、誰にでも、そう、中学生にでも理解できるように説明すべきである。行政は発生した狂犬病を封じ込めるためにどのような措置が必要となるのか、これもできるだけ多くの市民が進んで協力できるように説明できなければならない。対策の科学的な意味を単純明快に説明できなければ飼い主の協力は得られず、そして再撲滅はおぼつかなくなるであろう。専門家や行政の担当者はこのような準備をしておく必要があるだろう。

　再発生した狂犬病は、感染動物を摘発して封じ込めに成功したり動物が死亡しても、それだけでは再び清浄状態に戻ったとは認めてもらえない。WHOやOIEなど、ヒトや動物の感染症を国際的に監視している機関では、ある国や地域を狂犬病清浄状態と認めるにあたって次のような基準を当てはめている。

1　狂犬病が届出感染症として監視対象になっていること

2　感染症の監視体制が効果的に実施されていること
3　輸入動物対策を含めて、すべての狂犬病の予防対策が実施されていること
4　過去2年間、ヒトおよび動物の国内感染例が発生していないこと
5　検疫所の外で、過去6カ月以内に輸入肉食動物に狂犬病が発生していないこと

である。

　このように、狂犬病はいったん侵入すると、発生がなくなってからも、それが再撲滅として諸外国から公に認められるためには最低でも2年以上の時間が必要とされる。その間は、畜産物の輸出をはじめとしてさまざまな面で国際的な不利益を被ることがあり、影響は保健衛生面にとどまらず、経済面にまで及ぶこととなる。これが、世界中の国々が狂犬病対策に大きな力を注ぎ続けている理由の一つでもある。

　世界では、今も1日平均150人以上もの人が狂犬病のために命を落とし、そのほとんどがイヌに咬まれたことが原因となっている。50年前までの日本では、ヒトの狂犬病の感染源となった動物は事実上100％がイヌ、それも飼い犬や飼い主の管理が不行き届きなために地域を放浪していた、言わば「飼い犬崩れ」とも言うべきイヌであった。そのため、イヌに対して主眼を置いて対策を進めた結果到達したのが、現在の狂犬病清浄状態である。再発生した時も、この貴重な経験を生かし、狂犬病再撲滅対策の最大の標的はイヌ、それも現在の日本ではほとんどが飼い犬となることは間違いがない。その時には、日本のイヌ狂犬病ワクチン接種率が年々低下して現在では40％前後にまで低下してしまったとして飼い主の無責任を嘆く声、そうなることがわかっていながら効果的な対策を講ずることなく見過ごしてきた防疫担当者を非難する声などが交わされるかもしれない。さらには、ワクチン接種の意義をいぶかる声も聞かれるかもしれない。専門家や行政担当者には、そうなる前に現在の対策の不備についても正直に検証し改善してゆくことを強く望みたいし、他方、飼い主にはパニックやヒステリックな反応に陥らないためにも、狂犬病に対する関心を持続していただきたいと思っている。

あとがき

　家畜化された動物の中で、イヌほど人間に近く、従順で、賢く、人間と離れがたい関係をつくり上げた動物はないでしょう。そのような良き隣人であり、愛玩の対象であり、忠実な家来であったはずのイヌが「狂い」、「獰猛になり」、恩も忘れて「飼い主に咬みつき」、死という最大の恐怖をもたらす。咬まれて発症するとヒトは確実に死亡する。狂犬病が数多い人間の感染症の中でも、特別の扱いを受けてきた所以はそこにあると思うのです。私自身は狂犬病ウイルスそのものやその感染免疫に関する研究に携わった経験はありませんが、厚生労働省の研究機関の一つである国立感染症研究所に籍を置き、人獣共通感染症の研究や対策に関わっていた一人として、常に狂犬病に対して関心を持ち続けた理由もそこにあります。

　私は、前著『これだけは知っておきたい人獣共通感染症』の中で、日本では多くの人獣共通感染症に対して対策が進んだ結果、市民の感染症に対する不安や恐怖が薄まり、関心を持ったり対策を講じなくても健康に暮らせる平安な世の中を獲得してきたように思えると書きました。そしてこの関心の薄まりこそが、実は新しい人獣共通感染症や、かつて撲滅したはずの感染症が再発生する新しい危険性の素地をつくっていることを指摘しました。実はこのパラドックスは、狂犬病という人獣共通感染症にこそ最も強く当てはまるといってよいのです。そのため、何とかしてこの問題に対する関心を持っていただきたいと考え、万が一でも狂犬病が日本に再侵入する危険性はないのか、という観点からいくつかのシミュレーションを提起することを思い立ったわけです。

　この本で提起したシミュレーションは私の個人的な考えであり、これに関して、現在狂犬病対策に直接関わっている諸学兄に考えを求めたことはありません。しかし、さまざまな専門分野の方たちから資料の提供を受けたり、狂犬病に関わる基本的な知識などを教えていただいたことはたいへん嬉しいことでした。特に、横浜船員保険病院顧問の滝上正博士、国立感染症研究所の今岡浩一博士、岐阜大学名誉教授の源宣之博士、国立感染症研究所の井上智博士、AFSAナンシーのFlorence Cliquet博士、フランスパスツール研究所のNoel Tordo博士、イギリス農

林水産食糧省のAnthony Fooks博士、タイ赤十字のChannarong Mitmoonpitak博士、オランダ公衆衛生省のPeter Lina博士、そしてオーストラリアクイーンズランド州第一次産業省のHume Field博士の諸氏には資料の提供を快諾していただき、記して深く謝意を表したいと思います。

　この本の出版を計画し、執筆を始めたのは2006年の5、6月の頃だったでしょう。そして恐るべきことに、それからおよそ半年後の2006年11月と12月、日本で2例目と3例目の輸入狂犬病が発生し、いずれも患者は死亡したのです。図らずもこれらの不幸な感染は、執筆中のシミュレーションが決して杞憂ではなく、現実問題として私たちのすぐ隣にあることを物語ることにもなったのです。その後、私の怠慢から執筆のペースは落ちてしまったのですが、ここにようやく書き上げることができました。この本が多くの方の目にとまり、リアルな狂犬病の姿を知っていただくための一助になればたいへん幸いです。

　最後に、本書の執筆を企画し、さまざまなアイデアを提供していただいた塩坂比奈子氏はじめ株式会社地人書館のスタッフに心からお礼を述べるものです。

　2007年12月
　狂犬病が日本から撲滅されて半世紀が過ぎるとき
　千葉県我孫子市にて

　　　　　　　　　　　　　　　　　　　　　　　　　　　　神山 恒夫

付　録

付録① 感染動物（と思われる動物）に咬まれた時
付録② ヒトを咬んだ動物の管理
付録③ インターネットによる狂犬病情報の入手方法

付録① 感染動物（と思われる動物）に咬まれた時

　現在、世界のどの国も、国外からの入国者に対して狂犬病ワクチンの接種を義務付けてはいない。しかし、狂犬病の流行地へ旅行する際は、前もってワクチン接種を受けておく、すなわち暴露前接種を受けておくことが望ましい。動物による咬傷を受けないように心がけることは当然であるが、どのように心がけたとしても咬まれる危険性はゼロにはならないからである。万一、感染動物による暴露（咬まれるなど）を受けたとしても、あらかじめワクチン接種を受けている場合には発症の危険性が大幅に低下し、余裕を持って暴露後の対処に当たることができる。

　ワクチン接種を受けずに、海外や国内で感染動物（と思われる動物）による暴露を受けた場合はどう対処したらよいのだろうか？　咬み傷の深さや咬まれた部位、病院までの時間等にもよるが、ここでは、咬まれた時に知っておきたいことや、感染動物との接触・暴露の後の処置として一般的な方法を説明する。

　また、付表にはWHOが推奨している動物との接触後の措置を示すので、比較して参考にしていただきたい。

・感染動物によって咬まれた場合、暴露後ワクチン接種をしない時の発病率は傷の場所によって異なる。顔や頭部では約50％、手足を直に咬まれた場合は約30％、手足を衣服の上から咬まれた場合は約10％と言われる。

・咬まれた場所を、10～15分間水道を流しっぱなしにするなど、できるだけ大量の流水でよく洗う。咬み傷やその周囲に付着している（かもしれない）唾液やウイルスを「洗い流す」ことが目的である。手元に石鹸があれば利用するが、必ずしも消毒用石鹸である必要はない。狂犬病ウイルスは、石鹸などに含まれる界面活性剤によって活性を失いやすいので、石鹸には殺ウイルス効果が期待できる。

・この、洗い流すという一見非科学的とも思われる方法は、動物の唾液に含まれる狂犬病ウイルスが傷口から体内に侵入するのを防ぐために極めて有効で、WHOは、感染犬に咬まれた後でも、石鹸と水でよく洗い流すことで、何もしない場合の10％以下にまで発症率を下げることができると推定している。

- 手元にあれば、消毒薬(ポビドンヨード剤、エタノール)をつける。
- 次に、できるだけ速やかに、近隣の狂犬病感染について経験のある医療機関を受診する。滞在地に狂犬病に関して経験のある医療機関や医師がいない場合には、最も短時間でそのような施設で受診するようにする。特に、頭部、顔、手などを咬まれた時は、距離が中枢に近くて神経の分布も多いため、離れていて神経の分布が少ない脚の場合よりも緊急の暴露後治療が求められる。時間との戦いである。

付表　WHOが推奨する動物との接触後の措置

カテゴリ	病獣等[1]との接触・暴露形態	ウイルス暴露の程度	推奨される暴露後予防
I	触ったり、餌を与えた 無傷の皮膚を舐められた	暴露なし	必要なし
II	皮膚を直接軽く咬まれた 軽く引っ掻かれた 咬まれて傷ついたが血は出なかった	軽度の暴露	直ちに暴露後接種を開始。暴露動物が10日間の観察期間内に無症状の時[2]、または、信頼のおける検査機関が、適切な方法によって狂犬病非感染と診断した時は接種を中断する
III	咬み傷が1カ所または多数で、皮膚を貫通している時 傷のある皮膚を引っ掻かれたり、舐められた時 舐められるなど、粘膜に唾液がついた時 コウモリと接触・暴露した時[3]	重度の暴露	直ちに免疫グロブリンを接種し、暴露後接種を開始 暴露動物が10日間の観察期間内に無症状の時、または、信頼のおける検査機関が、適切な方法によって狂犬病非感染と診断した時は接種を中断する

1) 齧歯目とウサギ目の場合、通常は暴露後予防の必要性はない。
2) この観察期間はイヌとネコのみに適用。野生動物および家畜については、絶滅危惧種などを除き、安楽死処分し、組織を採取し、狂犬病ウイルス抗原の有無を適切な方法で実験室診断する。
3) コウモリとの接触があった時は、咬まれたり引っ掻かれたことや、粘膜へのウイルス侵入の危険性を確実に否定できる場合を除いて、暴露後予防接種をすることが望ましい。

咬傷などを受けた患者を診察する際、医師は暴露後接種を行うかどうかにあたって、通常次のような背景を考慮する。

- 傷の位置や受傷の状況
- 暴露地域または暴露動物の由来地における狂犬病の流行状況
- 暴露動物の実験室診断の可否、診断成績、または係留観察の可否の状況
- 暴露動物の種類や狂犬病症状の有無
- 暴露動物のワクチン接種歴
- 医師が迅速に判断を下すためには、咬んだ動物の状況を医師に正確に伝えることも必要である。これについては付録②も参照していただきたい。
- WHOでは、暴露後ワクチンは、第1回目の接種日（0日）から始めて、3日目、7日目、14日目、28日目の計5回の接種を勧めているが、このほかにも効果が高く廉価な方法を採用している国もある。どのような方法で接種を開始しても、原因動物が狂犬病ではないことが判明した場合には接種は中止してよい。

海外では、地域によっては感染動物の脳を材料として製造した副作用の強いワクチンを用いていることに注意する必要がある。そのような地域では、咬傷の処置や初期の接種だけを受けてから直ちに他の地域に移動して、安全性の高い組織培養ワクチンの接種を受けることを勧める医療関係者もいる。

日本国外で咬まれてワクチン接種を行った場合には、接種ワクチンの種類や量が書かれた証明書やワクチンの箱や容器などを入手しておくと、帰国後に接種を継続するのに役立つことがある（p.86の**図20**参照）。現在日本で用いられている精製細胞培養ワクチンには、重度の副作用は報告されていない。

流行地では、咬傷の状況によって、ワクチンと同時に免疫グロブリンを接種して発症予防効果を高める場合がある。免疫グロブリンとは、志願者にワクチンを接種して十分に免疫能力が高まった時期に血液中の免疫抗体であるグロブリンを分離精製したものを指す。免疫グロブリンは現在日本国内では製造されていない。特別の手続きによって輸入することは可能だが、国内備蓄はされていない。

付録② ヒトを咬んだ動物の管理

　日本では長い期間狂犬病が発生していないために、イヌなどの動物に咬まれた時も、狂犬病を念頭に置いた動物管理の方法がほとんど忘れられてきた。ここでは、狂犬病が常在するアメリカ合衆国で、全米州公衆衛生獣医師協会（National Association of State Public Health Veterinarians, Inc.）が毎年改訂発行している『狂犬病予防対策必携（Compendium of animal rabies prevention and control)』と、厚生労働省の研究班が『狂犬病対応ガイドライン2001』で説明しているヒトを咬んだ動物（イヌ、ネコ）の管理や注意点を中心に説明する。

・原因となった動物の種類は何か
・飼われている動物か、放浪動物か、野生動物か
・見たことのある動物か、見知らぬ動物か
・その動物の状況（興奮状態だった、おとなしくしていて急に咬んだ、野生動物が近づいてきたなど）
・咬んだ動物を捕獲してあるか、逃げてしまったか
・咬んだ動物を捕獲した時の措置には注意が必要である。日本では、狂犬病の「疑い」があるだけで動物を安楽死処分することは現実的な対応ではないし、狂犬病予防法では、そのような動物を直ちに殺処分することは禁止されている。特に飼い主がある動物では、飼い主が安楽死処分を望まない時は、咬んだ動物を捕獲繋留して2週間連続して観察する。動物は私有財産であるため、安楽死処分を行うか行わないかの最終判断は飼い主によってなされるべきである。飼い主は、動物の隔離や繋留などの処置については法令に基づいた指示に従わなければならない。
・飼い主不明の動物が狂犬病を疑わせる症状をあらわしている時は、直ちに安楽死処分を行うことも選択肢の一つとなる。頭部を検査機関に送付して検査を行う。
・安楽死処分を行わずに繋留した時は、繋留の期間中、動物に対してワクチンを接種してはならない。感染していた場合にあらわれる可能性のある症状とワクチンによる副作用の誤診を防ぐためである。
・繋留期間中に狂犬病の症状があらわれなかった場合には狂犬病感染動物で

はないと判断されるので、暴露後接種を中止することができる。
・咬んだ動物の経過観察が不可能な場合や、観察中に狂犬病を発症した場合には、暴露後接種を継続して行う。
・イヌ、ネコ、フェレット以外で狂犬病が疑われる動物に咬まれた場合や、コウモリとの接触があった場合には、暴露後接種を継続して行う。
・繋留期間中に狂犬病の症状が認められた時、または何らかの異常が認められた時は、最寄りの保健所や衛生部に通告する。症状が狂犬病を疑わせる場合は安楽死処分を行い、頭部を検査機関に送付して検査を行う。
・放浪または飼育を放棄された動物がヒトを咬んだ時は、直ちに安楽死処分を行い、頭部を検査機関に送って検査する。
・感染動物との通常の接触（触った、撫でたなど）や感染動物の血液、尿、糞、コウモリのグアノとの接触は感染の原因とならないとされている。エアロゾルの吸入も感染の可能性の一つではあるが、狂犬病ウイルスを扱う研究者以外の一般人がエアロゾル感染することは通常はあり得ない。

　日本国内で狂犬病に感染していると思われる動物が発見された場合に、国や地方自治体の行政担当部局がとる一般的な狂犬病対策として提案されているガイドラインの中には、現在の法規制がすべて順調に機能することを前提として、いくつかのフローチャートが示されている。次に示すのは、獣医師が狂犬病が疑われる動物を診断し、法律に従って保健所に届けた後のフローチャートである。

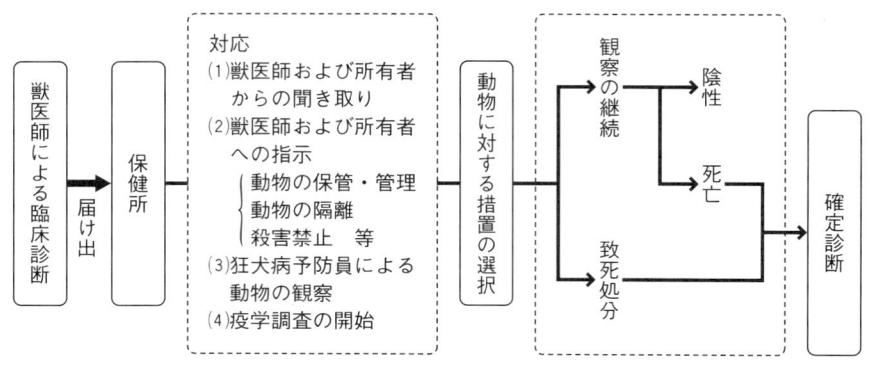

```
獣医師による臨床診断 →届け出→ 保健所 → 対応
                                    (1)獣医師および所有者からの聞き取り
                                    (2)獣医師および所有者への指示
                                       ｛動物の保管・管理
                                        動物の隔離
                                        殺害禁止　等｝
                                    (3)狂犬病予防員による動物の観察
                                    (4)疫学調査の開始
→ 動物に対する措置の選択 → 観察の継続 → 陰性
                                        → 死亡 → 確定診断
                      → 致死処分 ↗
```

出典：源宣之（2001）

付録③ インターネットによる狂犬病情報の入手方法

　残念ながら、日本語でアクセスできるページから世界の狂犬病最新情報を入手することは難しい。厚生労働省から提供されているデータも適切に更新が行われているとは言い難い。毎年千数百万人もの海外渡航者があり、その多くが狂犬病存在地を目的地としていることを考えると、世界の最新情報を入手できる日本語サイトの設立が望まれる。

　以下は、世界の狂犬病発生状況や最新情報を入手するための代表的なインターネット情報源である。

①WHO（世界保健機関）のページ（英語）：
　http://www.who.int/topics/rabies/en/
②WHOの狂犬病詳細情報のページ（英語）：
　http://www.who.int/rabnet
　ユーザーネームとパスワードを登録（無料）して情報を入手することができる。
③アメリカ合衆国疾病管理・予防センター（CDC）のページ（英語）：
　http://www.cdc.gov/ncidod/dvrd/rabies/
④パスツール研究所（フランス語または英語）：
　http://www.pasteur.fr/ip/index.jsp
⑤プロメド（ProMED: Program for Monitoring Emerging Diseases）情報（英語）の購読登録（無料）を行うと種々の感染症に関する情報を得ることができ、その中に狂犬病情報も含まれている。プロメド情報はほぼリアルタイムに世界の情勢を知ることができるが、時に未確認情報や誤報が含まれていることもある。

引 用 文 献
(アルファベット順)

全体を通じたもの
Beran, G. W.: Rabies and infections by rabies-related viruses. (Handbook of zoonoses, section B) CRC press, pp307-357, 1994.

Bishop, G. C. et al.: Rabies guide for the medical, veterinary and allied professions. Department of Agriculture and Department of Health, South Africa. 2003.

Collier, L. and Oxford, J.: Lyssavirus and rabies (Human virology, 2 nd ed.: ed. Collier, L. and Oxford, J.), Oxford University Press, pp181-186, 2000.

Compendium of Animal Rabies Prevention and Control, 2008. (Compendium of Animal Rabies Prevention and Control Committee) National Association of State Public Health Veterinarians, Inc., 2007.

Defra rabies contingency plan, version 5.2. Department for environment, Food and Rural Affairs, UK. 2004.

岩渕秀夫：世界における狂犬病の流行と防疫. 北里メディカルニュース. **17**: 2-19, 1970.

Memorandum on rabies: prevention and control. Department of Health, UK. 2000.

源宣之：狂犬病発生時の行政機関等の対応マニュアル作成に関する研究. 平成12年度新興・再興感染症研究事業総括報告書. 2001.

OIE: Terrestrial Animal Health Code 2006, OIE. 2006.

Parker, J. N. and Parker, P. M.: The official patient's sourcebook on rabies. ICON Health Publications, San Diego, 2002.

高山直秀：ヒトの狂犬病—忘れられた死の病. 時空出版. 2000.

WHO: WHO expert consultation on rabies, first report (WHO technical report series 931) WHO, Geneva, 2004.

第1章
Badrane, H. and Tordo, N.: Host switching in Lyssavirus history from the Chiroptera to the Carnivora orders. *J. Virol.*, **75**: 8096-8104, 2001.

Cleaveland, S. et al.: Diseases of humans and their domestic mammals: pathogen characteristics, host range and the risk of emergence. *Phil. Trans. R. Soc. London,* **B 356**: 991-999, 2001.

神山恒夫：これだけは知っておきたい人獣共通感染症—ヒトと動物がよりよい関係を築くために. 地人書館. 2004.

感染症法の予防及び感染症の患者に対する医療に関する法律.

(http://www.acc.go.jp/mlhw/mhw_kansen_law/114.htm)

McColl, K. A. *et al.*: Bat lyssavirus infectins. *Rev. Sci. Tech. Off. Int. Epiz.*, **19**: 177-196, 2000.

源宣之：リッサウイルス属．（新編獣医微生物学：梁川良他編）．養賢堂．1989．

源宣之：狂犬病とリッサ（狂犬病関連）ウイルス．ウイルス．**54**: 213-222, 2004.

Müller, W. *et al.*: Rabies in Germany, Denmark and Austria (Historical perspective of rabies in Europe and the Mediterranean basin: eds. King, A. A. *et al.*), OIE, 2004.

WHO: Joint WHO/FAO expert committee on zoonoses. (WHO/FAO) WHO technical report series No.169. WHO, Geneva, 1959.

第2章

Arguin, P. M. *et al.*: Serologic evidence of lyssavirus infections among bats, the Philippines. *Emerg. Infect. Dis.*, **8**: 258-262, 2002.

Compendium of Animal Rabies Prevention and Control, 2008. National Association of State Public Health Veterinarians, Inc., U. S. A., 2007.

Disease strategy for Australian bat lyssavirus in domestic animals and captive bat colonies. (AUSVETPLAN), Agriculture and Resource Management Council of Australia and New Zealand, 1999.

Eidson, M. *et al.*: Rabies virus infection in a pet guinea pig and seven pet rabbits. *J. Am. Vet. Med. Assoc.*, **227**: 932-935, 2005.

今岡浩一：都市型野生動物からうつる病気．（子どもにうつる動物の病気：神山恒夫・高山直秀編）真興交易㈱医書出版部．pp85-90, 2005.

Kuzmin, I. V. *et al.*: Bat lyssaviruses (Avaran and Khujand) from central Asia: phylogenetic relationships according to N, P and G gene sequences. *Virus Res.*, **97**: 65-79, 2003.

正木英人：東京狂犬病流行誌（復刻版）．時空出版．2007．

da Rosa, E. S. T. *et al.* : Bat-transmitted human rabies outbrakes, Brazilian Amazon. Emerg. Infect. Dis., **12**: 1197-1202, 2006.

Ryland, L. M. and Gorham, J. R.: The ferret and its diseases. *J. Am. Vet. Med. Assoc.* **173**: 1154-1158, 1978.

Shope, R. E.: Rabies-related viruses. *Yale J. Biol. Med.*, **55**: 271-275, 1982.

Wandeler, A. I. and Bingham, J.: Dogs and rabies (Dogs, zoomoses and public health: ed. Macpherson, C. N. L. *et al.*), CABI Publishimg, pp63-90, 2000.

Winkler, W. G. and Jenkins, S. R.: Racoon rabies. (The natural history of rabies: ed. Baer, G. M.), CRC Press, pp325-340, 1991.

第3章

Baer, G. M. and Lentz, T. L.: Rabies pathogenesis to the central nervous system. (The natural history of rabies: ed. Baer, G. M.), CRC Press, pp105-120, 1991.

Ceccaldi, P.-E.: The pathogenesis of rabies. (Rabies: Guidelines for medical professionals) Veterinary Learning Systems, pp12-19, 1999.

Centers for Disease Control and Prevention: Human rabies - Indiana and California, 2006. *Morbid. Mortal. Week. Rep.*, **53**: 362-365, 2007.

Fishbein, D. B.: Rabies in humans. (The natural history of rabies: ed. Baer, G. M.), CRC Press, pp519-549, 1991.

井上智ほか：狂犬病. 病原体検出マニュアル. 国立感染症研究所. 2003.

国立感染症研究所：国立感染症研究所病原体等安全管理規定. 国立感染症研究所. 2007.

Smith, J. S.: Rabies virus. (Manual of Clinical Microbiology: ed. Murray, P. A. *et al.*), ASM Press, pp1099-1106, 1999.

Trimarchi, C. V. and Debbie, J. G.: The Fluorescent antibody in rabies. (The natural history of rabies: ed Baer, G. M.) CRC Press, pp219-233, 2000.

Warrell, M. J. and Warrell, D. A.: Rabies and other lyssavirus diseases. *Lancet*, **363**: 959-969, 2004.

Willoughby, R. E. Jr. *et al.*: Survival after treatment of rabies with induction of coma. *New Engl. J. Med.*, **352**: 2508-2514, 2005.

第4章

Baer, G. M.: The history of rabies. (Rabies: eds. Jackson, A. C. and Wunner, W. H.), Academic Press, pp1-22, 2007.

Blancou, J.: Rabies in Europe and the Mediterranean basin: from antiquity to the 19 th century. (Historical perspective of rabies in Europe and the Mediterranean basin: eds. King, A. A. *et al.*), O. I. E., pp15-24, 2004.

Dubos, R.: Pasteur and modern science. ASM Press, 1998.

Finley, D.: Mad dogs: The new rabies plague. Texas A & M University Press, 1998.

近藤昭：狂犬病ワクチン. 最新医学. **32**: 1673-1678, 1977.

Sidwa, T. J. *et al.*: Evaluation of oral vabies vaccination programs for control of rabies epizootics in coyotes and grai foxs: 1995-2003. *J. Am. Vet. Med. Assoc.*, **227**: 785-792, 2005.

Umeno, S. and Doi, Y.: A study on the anti-rabic inoculation of dogs and the results of its practical application. *Kitasato Arch. Exp. Med.*, **4**: 89-108. 1921.

WHO: WHO recommendations on rabies post-exposure treatment and the correct technique of intradermal immunization against rabies. 1997.

第5章

岩渕秀夫：世界における狂犬病の流行と防疫．北里メディカルニュース．**17**: 2-19, 1970.

狂犬病、2006年現在．病原微生物検出情報．国立感染症研究所．**28**: 61-62, 2007.

正木英人：東京狂犬病流行誌（復刻版）．時空出版．2007.

昭和30-34年神奈川県衛生統計書．神奈川県衛生部．

高山直秀：日本における狂犬病の流行と今後の問題点．東獣ジャーナル．**350**: 12-17, 1994.

谷口研語：犬の日本史、人間とともに歩んだ一万年の物語（PHP新書）．PHP研究所．2000.

第6章

Arguin, P. M. *et al.*: Serologic evidence of Lyssavirus infections among bats, the Philippines. *Emerging Infect. Dis.*, **8**: 258-262, 2002.

Aubert, M. F. *et al.*: Rabies in France, the Netherlands, Belgium, Luxenbourg and Switzerland. (Historical perspective of rabies in Europe and the Medieterranean Basin: ed. King, A. A. *et al.*), OIE, pp129-145, 2004.

Austin, C. C.: Bats and rabies. *J. Am. Vet. Med. Assoc.*, **213**: 1323-1325, 1998.

Australia: Child attacked by Lyssavirus-infected flying fox near Townsville. Promed-mail, November 11, 2004.

Baer, G. M. and Smith, J. S.: Rabies in nonhematophagous bats. (The natural history of rabies: ed. Baer, G. M.), pp341-366, CRC Press, 1991.

Blancou, J. *et al.* : Fox rabies. (The natural history of rabies: ed. Baer, G. M.), CRC Press, pp257-290, 1991.

Blanton, J. D. *et al.*: Rabies surveillance in the United States during 2005. *J. Am. Vet. Med. Assoc.*, **229**: 1897-1911, 2006.

Bourhy, H. *et al.*: Rabies in Europe in 2005. Eurosurveillance **10**: 213-216, 2005.

Bulletin epidemiologique mensuel de la rage animale en France. Agence Francaise de Securite Sanitaire des Aliments, Nancy. 2001.

Disease strategy for Australian bat lyssavirus in domestic animals and captive bat colonies. (AUSVETPLAN), Agriculture and Resource Management Council of Australia and New Zealand, 1999.

Finnegan, J. F. *et al.*: Rabies in North America and Europe. *J. Royal Soc. Med.*, **95**: 9-13, 2002.

Fooks, A. R. *et al.*: European bat lyssavirus: an emerging zoonosis. *Epidemiol. Infect.*, **131**: 1029-1039, 2003.

Fooks, A. R. *et al.*: Rabies in the United Kingdom, Ireland and Iceland. (Historical perspective of rabies in Europe and the Medieterranean Basin: ed. King, A. A.

et al.), OIE, pp25-32, 2004.

Haupt, W.: Rabies - risk of exposure and current trends in prevention of human cases. *Vaccine*, **17**: 1742-1749, 1999.

海上保安統計年報. 海上保安庁.

Kim, J. H. *et al.*: Epidemiological characteristics of rabies in South Korea from 1993 to 2001. *Vet. Rec.*, **157**: 53-56, 2005.

McColl, K. A. *et al.*: Bat lyssavirus infections. Rev. Sci. Tech. Off. Int. Epiz., OIE, **19**: 177-196, 2000.

Meslin, F. X.: Zoonoses control in dogs (Dogs, zoomoses and public health: ed. Macpherson, C. N. L. *et al.*), CABI Publishimg, pp333-372, 2000.

Nathwani, D. *et al.*: Fatal human rabies caused by European bat lyssavirus type 2a infection in Scotland. *Clin. Infect. Dis.*, **37**: 598-601, 2003.

小川英仁ほか：稚内港に入港したロシア船籍の船員に対する狂犬病の意識調査について. 北海道食品環境衛生研究会. 1999.

Reynes, J. M. *et al.*: Serologic evidence of Lyssavirus infections among bats, Cambodia. *Emerging Infect. Dis.*, **10**: 2231-2234, 2004.

Selden, J. N. *et al.*: Isolation of a European bat lyssavirus type2 from a Daubenton's bat in the United Kingdom. *Vet. Rec.* **152**: 383-387, 2003.

Smith, J. S. *et al.*: Epidemiologic and historical relationships among 87 rabies virus isolates as determined by limited sequence analysis. *J. Infect. Dis.*, **166**: 296-307, 1992.

Some additional comments on the prevalence of rabies in Russia. ProMed mail, September 17, 2003.

Toma, B.: Fox rabies in France. *Eurosurveillance*, **10**: 220-222, 2005.

第7章

第20回厚生科学審議会疾病対策部会臓器移植委員会. 2007.

北海道大学大学院獣医学研究科寄生虫学教室ホームページ.
　　（http://133.87.224.209/echinococcus/echinococcus2.html）

Human Rabies - Montana and Washington. *Morbid. Mortal. Week. Rep.*, **46**: 770-774, 1997.

Investigation of rabis infections in orgban donor and transplant recipients -- Alabama, Arkansas, Oklahoma, and Texas, 2004. *Morbid. Mortal. Week. Rep.*, **53**: 586-589, 2004.

神山恒夫：図説ウイルス性人獣共通感染症. 日本臨床. **63**: 2076-2079, 2005.

Pastoret, P.-P. *et al.*: European rabies control and its history. (Historical perspective of rabies in Europ and the Mediterranean basin: eds King, A. A. *et al.*), OIE, pp337-350, 2004.

Rabies case in dog in South-West France.
　(http://www.hpa.org.uk/infections/topics_az/rabies/french_rabies.htm)
Servas, V. *et al.*: An imported case of canine rabies in Aquitaine: Investigation and management of the contacts at risk, August 2004 - March 2005. *Eurosurveillance*, **10**: 222-225, 2005.
Tierkel, E. S.: Effective control of an outbreak of rabies in Memphis and Shelby County, Tennessee. *Am. J. Pub. Hlth.*, **40**: 1084-1088, 1950.
Wilde, H. *et al.*: Failure of postexposure treatment of rabies in children. *Clin. Infect. Dis.*, **22**: 228-232, 1996.

第8章

Clark, K. A. and Wilson, P. J.: Postexposure rabies prophylaxis and preexposure rabies vaccination failure in domestic animals. *J. Am. Vet. Med. Assoc.*, **208**: 1827-1830, 1996.
Coleman, P. G. and Dye, C.: Immunization coverage required to prevent outbreaks of dog rabies. *Vaccine*, **14**: 185-186, 1996.
Compendium of animal rabies prevention and control, 2006. National Association of State Public Health Veterinarians, Inc. 2007.
大日康史：国内の飼育犬における狂犬病の拡散モデル．（わが国における狂犬病予防対策の有効性評価に関する研究：平成16年度厚生労働科学特別研究事業、主任研究者井上智）．総括研究報告書. pp227-236, 2005.
動物の輸入届出制度について．厚生労働省ホームページ．
　(http://www.mhlw.go.jp/bunya/kenkou/kekkaku-kansenshou12/02.html)
Gramiccia, G. and Beales, P. F.: The recent history of malaria control and eradication. (Malaria; Principles and practice of malariology.: ed. Wernsdorfer, W. H. and McGregor, I.), Churchill Livingstone, pp1335-1378, 1988.
犬、猫、きつね、あらいぐま、スカンクの検疫制度．動物検疫所ホームページ．
　(http://www.maff-aqs.go.jp/ryoko/newquarantine/newquarantine.htm)
犬の登録頭数と予防注射頭数等の年次別推移（昭和35年～平成18年度）．厚生労働省ホームページ．
　(http://www.mhlw.go.jp/bunya/kenkou/kekkaku-kansenshou10/02.html)
神山恒夫：愛玩動物の衛生管理の徹底に関する研究．（厚生労働科学研究、新興・再興感染症研究事業、平成15年度研究報告）．2004.
神山恒夫：愛玩動物の衛生管理の徹底に関する研究．（厚生労働科学研究、新興・再興感染症研究事業、平成16年度研究報告）．2005.
Sugiyama, M. *et al.*: A new competitive enzyme-linked immunosorbent assay demonstrates adeaquate immune levels to rabies virus in compulsorily vaccinatede Japanese domestic dogs. *Clin. Diag. Lab. Immunol.*, **4**: 727-730, 1997.

Tierkel, E. S.: Effective control of an outbreak of rabies in Memphis and Shelby County, Tennessee. *Am. J. Pub. Hlth.*, **40**: 1084-1088, 1950.
WHO: WHO expert consultation on rabies, first report. WHO technical report series, No. 931, 2004.
Woolhouse, M. E. J.: Where do emerging pathogens come from? *Microbe*, **1**: 511-515, 2006.

付録
源宣之：狂犬病発生時の行政機関等の対応マニュアル作成に関する研究. 平成12年度新興・再興感染症研究事業. 2001.

索　引

【あ　行】

アカオオコウモリ　28
アメリカ合衆国疾病管理・予防センター（CDC）
　　3，75，169
アライグマ回虫症　11
アライグマ狂犬病　25

1型ヨーロッパコウモリリッサウイルス　16，18
1類感染症　13
犬殺し　54
イヌ飼育頭数　147，148
イヌの狂犬病ワクチン　144
　　——の接種　144
　　——の接種率　145，146，149

ウイルス　29
梅野信吉　42，43

エアロゾル　30，168
エイズ（HIV）　11
衛生証明書　104，107，138，141
エキノコックス　114
エキノコックス症　11，114
　　——の感染環　114，115
エシュヌンナの法典　15
エドワード・ジェンナー　41
エボラ出血熱　12，134
エマージングディジーズ（新興感染症）　133，134

オオコウモリ　27
オーストラリアコウモリリッサウイルス　16，18，27，66
　　——の分布　67

【か　行】

囲い場　49
ガレノス　15
感染症　3

感染症の予防及び感染症の患者に対する医療に
　　関する法律（感染症法）　12
感染症法　→感染症の予防及び感染症の患者に
　　対する医療に関する法律
　　——で監視体制が取られている人獣共通感染
　　症　13

キタキツネ　114
北里柴三郎　42，43
吸血コウモリ　27，29
急性神経症状期　33
狂犬病　12，14，132
　　イヌとネコの——　19
　　コウモリの——　27
　　ヒトの——　30
　　——の移植に伴う感染　99，100
　　——の国内発生　100
　　——の再侵入　78
　　——が懸念される理由　79
　　——の症状（イヌやネコ）　23
　　——の症状（ヒト）　33
　　——の診断モデル　38
　　——の日本への侵入　48
　　——の撲滅と再発生（韓国における）　59
　　——のリ・エマージ　136
　　——の流行と対策年表　51
　　——の歴史　15
狂犬病ウイルス　16，18，30
　　——の遺伝子　17
　　——の自然界での感染環　20
　　——の取り扱い　35〜37
　　——のヒト体内での進行経路　31
　　——の病期　20
　　——の模式図　17
狂犬病ガイドライン　39
狂犬病再発生シミュレーション　80
狂犬病清浄国（地域）　57，58，101，136
狂犬病清浄状態　4，54，136，159
狂犬病対応ガイドライン2001　167
狂犬病発病犬　22

狂犬病免疫グロブリン　142，143
　　——の接種　143
狂犬病予防対策必携（Compendium of animal rabies prevention and control）　167
狂犬病予防法　53，144，145
狂犬病ワクチン　41，86
　　——の接種（イヌ）　144，145
　　——の接種スケジュール　45
　　——の接種率（イヌ）　145，146，149
　　——の特徴　44
恐水症状　34
恐風症状　34

グアノ　168
空気恐怖症　34
クリミア・コンゴ出血熱　12

経口ワクチン　47，69，71，117
結核　135
検疫　73，104，107，138，139
検疫対象動物　26，108，138，139

興奮・狂騒期　20，21，22，33，34
コウモリ　27，129
　　——の狂犬病　27
国際獣疫事務局（OIE）　136
国際連合食糧農業機関（FAO）　12
5類感染症　13
昏睡期　33

【さ　行】
再興感染症（リ・エマージングディジーズ）
　　134
サル痘　11，134
3類感染症　13

軸索　31
ジクロロ・ジフェニル・トリクロロエタン
　　（DDT）　135
実験室診断　35
シャーガス病　11
集団接種　43
重症急性呼吸器症候群（SARS）　11，12，134
出血性大腸菌症（O157）　11，134
食果コウモリ　27，28，29，92，129

食虫コウモリ　27，28，29，92，129
新興感染症（エマージングディジーズ）　133
人獣共通感染症　10，11，12
　　感染症法で監視体制がとられている——　13
森林型狂犬病　25，75
　　——の再侵入　116，117

世界保健機関（WHO）　3，136，169
前駆症状　33
潜伏期　20，31
全米州公衆衛生獣医師協会（National Association of State Public Health Veterinarians, Inc.）　167

想定二次感染率　153
組織培養ワクチン　64

【た　行】
治験　143
血吸いコウモリ　27，28，29，92

デオキシリボ核酸（DNA）　38

動物（の）狂犬病　19
　　——の国内発生　109
動物検疫所　103，139
動物由来感染症　9
ドゥベンヘイグウイルス　16，18
都市型狂犬病　20，53，75
都市型野生動物　19
トルド博士　15

【な　行】
ナミチスイコウモリ　28

2型ヨーロッパコウモリリッサウイルス　16，18，70，74
二次感染率　152，153
2類感染症　13

ネグリ小体　37，88，93，96

野呂元丈　50

178

【は　行】

暴露　90
暴露後接種　42, 44, 45, 143
暴露前接種　45, 46, 86, 143
パスツール研究所　15, 169
ハマダラ蚊　135
ハンタウイルス肺症候群　11, 134

ピエール・ゴルチエ　41, 44
微生物　9
ビダラビン　39
ヒト（の）狂犬病　30
　──の国内発生　109
　──の潜伏期間　32
　──の発生状況（アメリカにおける）　76
　──の発生状況（ヨーロッパにおける）　69
ヒト由来感染症　9, 10
ヒポクラテス　15
病原微生物　9

フェレット狂犬病　24
不法上陸動物　118
不法侵入　60
不法持ち込み　124
フルーツバット　27, 29
プロメド（ProMED, Program for Monitoring Emerging Diseases）　169

ペスト　12
ペット・トラベル・スキーム（PETS）　73, 74, 139
ペットフード工業会　146
変異型クロイツフェルトヤコブ病　11, 134
ヘンドラ・ニパウイルス感染　11

【ま　行】

マイクロチップ　73
麻痺期　20, 21, 33, 34
マラリア　135
マラリア原虫　135
マールブルグ病　12

水際作戦　136
　──の三本柱（狂犬病侵入を防ぐための）　140

メキシコオヒキコウモリ　28
免疫グロブリン　39, 142, 166

モコラウイルス　16, 18
モノクローナル抗体　37

【や　行】

野生動物狂犬病の分布（アメリカ合衆国における）　77

輸入感染　64, 83, 100
輸入規制（動物の）　138
輸入狂犬病　83, 96
輸入禁止　104, 107, 138
輸入禁止動物　108
ユビナガコウモリ　64

翼種目　27, 138
ヨーロッパコウモリリッサウイルス（1型, 2型）　69
4類感染症　13

【ら　行】

ラゴスコウモリウイルス　16, 18
ラッサ熱　11, 12

リ・エマージ　134, 135
　狂犬病の──　136
リ・エマージングディジーズ（再興感染症）　134
リッサウイルス　15, 16, 128
　──の遺伝子型によるグループ分け　18
リッサウイルス感染　11, 129, 132
リバビリン　39
リボ核酸（RNA）　16, 17, 37, 38

ルイ・パスツール　41, 44

ロシア船　60
ロシア船入港数　61

【わ　行】

ワクチン　41

【欧　文】

CDC（アメリカ合衆国疾病管理・予防センター）　3, 75, 169
Centers for Disease Control and Prevention（CDC, アメリカ合衆国疾病管理・予防センター）　3
Compendium of animal rabies prevention and control（狂犬病予防対策必携）　167
DDT（ジクロロ・ジフェニル・トリクロロエタン）　135
DNA（デオキシリボ核酸）　38
FA法　37, 88
FAO　→国際連合食糧農業機関
G抗原　15
Gタンパク質　17
HIV　→エイズ
Nタンパク質　17
National Association of State Public Health Veterinarians, Inc.（全米州公衆衛生獣医師協会）　167
O157　→出血性大腸菌症
OIE（国際獣疫事務局）　136, 159
P1（危険度/安全度のクラス）　36
P2（危険度/安全度のクラス）　36
P3（危険度/安全度のクラス）　36
P4（危険度/安全度のクラス）　36
PETS（ペット・トラベル・スキーム）　73, 74, 101, 139
Program for Monitoring Emerging Diseases（ProMED, プロメド）　169
ProMED（Program for Monitoring Emerging Diseases, プロメド）　169
rabies　15, 132
RNA（リボ核酸）　16, 17, 37, 38
RT-PCR法　37
　　──の原理と狂犬病診断モデル　38
SARS　→重症急性呼吸器症候群
WHO（世界保健機関）　3, 136, 159, 169
WHO推奨法（狂犬病ワクチン接種の──）　45
αインターフェロン　39

著者紹介

神山恒夫（かみやま・つねお）

1946年7月7日、北海道札幌市生まれ。
1969年、北海道大学獣医学部卒業。国立予防衛生研究所（現・国立感染症研究所）に就職。
2007年3月、定年退職。
専門：人獣共通感染症。獣医学博士。
著書：『動物由来感染症─その診断と対策』（共編著、真興交易㈱医書出版部、2003年）、『これだけは知っておきたい人獣共通感染症─ヒトと動物がよりよい関係を築くために』（地人書館、2004年）、『共通感染症ハンドブック』（共編著、日本獣医師会、2004年）、『子どもにうつる動物の病気─なぜうつる？　どう防ぐ!!』（共編著、真興交易㈱医書出版部、2005年）、ほか

　前著で「定年後の春秋は、晴れたときは畑を耕し、漬物を漬け、酒を醸し、ニワトリを飼い、ヤギを殖やす自給自足型総合家内農業を。雨雪のときは人獣共通感染症分野の下手な翻訳で……」と、身の丈を超えることを承知で巨大なアドバルーンを上げた。
　しかし、現実にはこのアドバルーン、吹き込む空気は必ずしも熱からず、またあちらこちらの縫い目にすでに綻びも見える。なかなか思い通りには大きくも高くも上がってくれないものだ。でも、アドバルーンは大きく高く上げるのがいい。無害であれば気持ちがおおらかに明るくなるではないか。
　還暦で仕切り直した。忘形の友千人と交わり、次の不惑の歳までは開放的な心身を保ち続けたい。
　その頃、人獣共通感染症をめぐる日本の環境はどう変わっているのだろう。

狂犬病再侵入
日本国内における感染と発症のシミュレーション

2008年3月20日　初版第1刷

著　者　神山恒夫
発行者　上條　宰
発行所　株式会社地人書館
〒162-0835　東京都新宿区中町15
電話　03-3235-4422
FAX　03-3235-8984
郵便振替　00160-6-1532
URL　http://www.chijinshokan.co.jp/
e-mail　chijinshokan@nifty.com

イラスト　トミタ・イチロー
図版　石田智／小玉和男
印刷所　モリモト印刷
製本所　イマヰ製本

©Tsuneo Kamiyama 2008. Printed in Japan
ISBN978-4-8052-0798-7 C0047

JCLS 〈㈱日本著作出版権管理システム委託出版物〉
本書の無断複写は著作権法上での例外を除き禁じられています。
複写される場合は、そのつど事前に㈱日本著作出版権管理システム
（電話 03-3817-5670、FAX 03-3815-8199）の許諾を得てください。

●野生生物との付き合い方や自然保護を考える

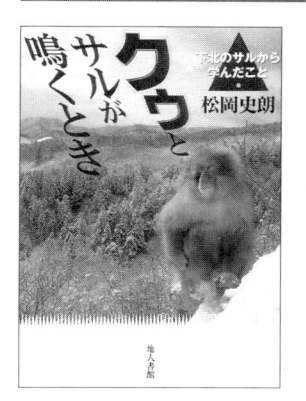

クゥとサルが鳴くとき
下北のサルから学んだこと
松岡史朗 著
A5判／二四〇頁／本体二三〇〇円（税別）

「世界最北限のサル」の生息地・青森県下北郡脇野沢村（現・むつ市）に移り住み，野生ザルの撮影・観察をライフワークとする著者が，豊富な写真と温かい文章で綴る群れ社会のドラマ．サルの世界の子育てや介護，ハナレザル，障害をもつサルの生き方など，新しいニホンザル像を描き出し，人間と野生生物の共存について問う．

「クマの畑」をつくりました
素人，クマ問題に挑戦中
板垣悟 著
四六判／一八四頁／本体一六〇〇円（税別）

一向に減らない農業被害とそれに伴うクマの駆除．人も助かりクマも助かる方法はないものか．考えに考え，クマが荒らし被害が出ている作物デントコーンを山裾の休耕地につくり，そこから里に降りるクマを食い止めようとする「クマの畑」の活動を始めた．「これは餌付けだ」という批判を覚悟でクマ問題を世に問いただす．

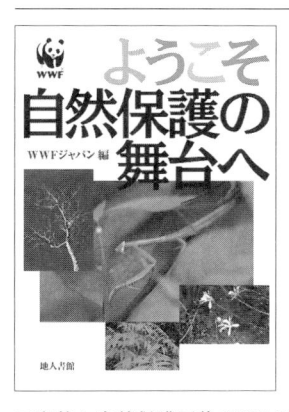

ようこそ自然保護の舞台へ
WWFジャパン 編
四六判／二四〇頁／本体一八〇〇円（税別）

国際的な自然保護団体WWFジャパンの助成により全国で展開されている自然保護活動を紹介し，さらにWWFジャパンのみならず，様々な自然保護活動を網羅して，その活動のノウハウをまとめた．イベントへの参加と告知，情報公開・署名・請願などの方法，各種助成金の申請法など，活動のヒントもわかりやすく解説した．

自然保護
その生態学と社会学
吉田正人 著
A5判／二六〇頁／本体二〇〇〇円（税別）

生物多様性など環境問題の新しいキーワードを整理，地球上で生きるうえで誰もが教養として知っておくべき「自然保護のための生態学」をわかりやすく解説した．外来種の駆除や自然再生などの話題も取り上げ，自然保護の現場の社会問題や法制度についても興味を持って読める．教養課程の生態学の教科書としても最適．

●ご注文は全国の書店，あるいは直接小社まで

㈱地人書館　〒162-0835 東京都新宿区中町15　TEL 03-3235-4422　FAX 03-3235-8984
E-mail＝chijinshokan@nifty.com　URL=http://www.chijinshokan.co.jp

●好評既刊

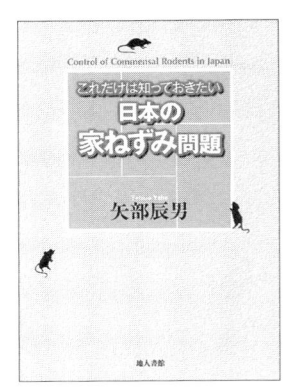

これだけは知っておきたい 日本の家ねずみ問題
矢部辰男 著
A5判／一七六頁／本体一八〇〇円（税別）

クマネズミ，ドブネズミ等の"家ねずみ"は人間の家に居候をする習性を持つ．よって彼らは世界中に分布を広げることができた．しかし，ネズミによる被害は甚大で，特に養鶏業では飼料や鶏卵などの食害に，サルモネラ症の媒介も心配される．ネズミに寄生するペストノミが全国の港湾で見つかり，ペスト侵入も危惧される．

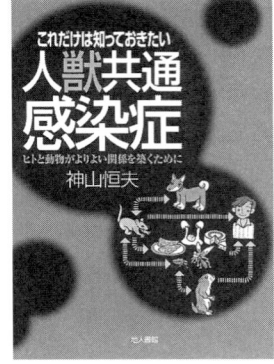

これだけは知っておきたい 人獣共通感染症
ヒトと動物がよりよい関係を築くために
神山恒夫 著
A5判／二六〇頁／本体一八〇〇円（税別）

近年，BSEやSARS，鳥インフルエンザなど，動物から人間にうつる病気「人獣共通感染症（動物由来感染症）」が頻発している．なぜこれら感染症が急増してきたのか，病原体は何か，どういう病気が何の動物からどんなルートで感染し，その伝播を防ぐためにどう対処したらよいのか．最新の話題と共にわかりやすく解説する．

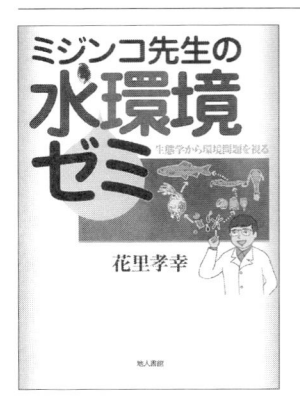

ミジンコ先生の水環境ゼミ
生態学から環境問題を視る
花里孝幸 著
四六判／二七二頁／本体二〇〇〇円（税別）

ミジンコなどの小さなプランクトンたちを中心とした，生き物と生き物の間の食う-食われる関係や競争関係などの生物間相互作用を介して，水質など物理化学的環境が変化し，またそれが生き物に影響を及ぼし，水環境が作られる．こうした総合的な視点から，富栄養化や有害化学物質汚染などの水環境問題の解決法を探る．

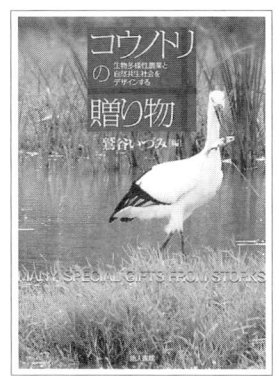

コウノトリの贈り物
生物多様性農業と自然共生社会をデザインする
鷲谷いづみ 編
四六判／二四八頁／本体一八〇〇円（税別）

環境負荷の少ない農業への転換を地域コミュニティの維持や再生と結びつけて進めることは，持続可能な地域社会の構築にとって今最も重要な課題である．コウノトリを野生復帰させ共に暮らすまちづくりを進める豊岡市，初の水田を含むラムサール条約湿地に登録された大崎市蕪栗沼の取り組みなど，先進的事例を紹介する．

●ご注文は全国の書店，あるいは直接小社まで

㈱地人書館　〒162-0835 東京都新宿区中町15　TEL 03-3235-4422　FAX 03-3235-8984
E-mail=chijinshokan@nifty.com　URL=http://www.chijinshokan.co.jp